Heiltees und Kräuter für die Gesundheit

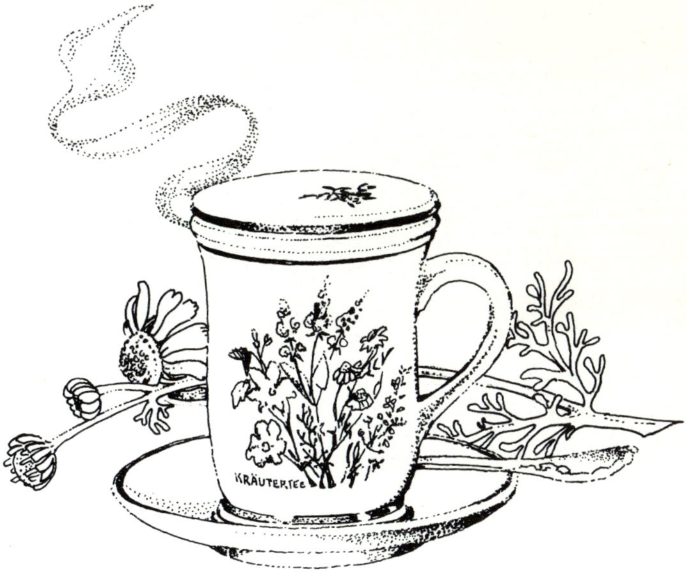

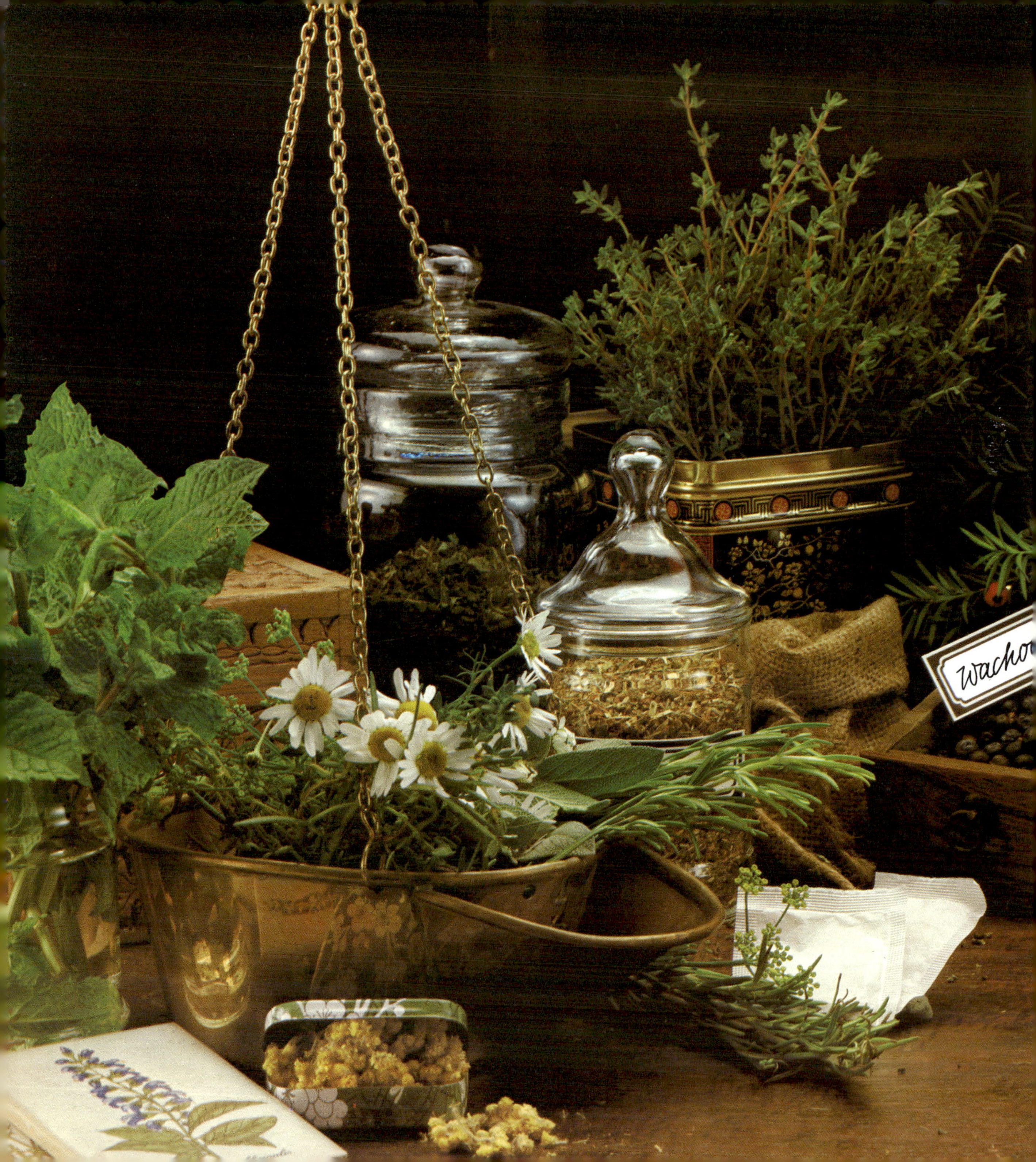

Gerhard Leibold

Heiltees und Kräuter für die Gesundheit

FALKEN VERLAG

Die Ratschläge in diesem Buch sind von Autor und Verlag sorgfältig erwogen und geprüft, dennoch kann eine Garantie nicht übernommen werden. Eine Haftung des Autors bzw. des Verlages und seiner Beauftragten für Personen-, Sach- und Vermögensschäden ist ausgeschlossen.

CIP-Kurztitelaufnahme der Deutschen Bibliothek

Leibold, Gerhard:
Heiltees und Kräuter für die Gesundheit /
Gerhard Leibold. – Falken-Sonderausg. –
Niedernhausen/Ts.: Falken-Verlag, 1982.
ISBN 3-8068-4123-3

ISBN 3 8068 4123 3

Titelbild: Fotostudio Gerlach
Fotos: Helmut Bechtel, Dr. Rolf Blaich,
Herrmann Eisenbeiss, Friedrich Jantzen,
Fritz Schwäble, Karl F. Wolfstetter
Illustrationen: P. und L. Walbohm
Satz: H. G. Gachet & Co., 6070 Langen
Druck: Offset-Team Zumbrink, Bad Salzuflen

817 2635 4453 6271

VORWORT

Wildwachsende Heilkräuter gehören zu den ältesten Arzneimitteln der Menschheit. Schon der Jäger in der Steinzeit und später der seßhaft gewordene Bauer bedienten sich bei Krankheiten und Verletzungen aus des »Herrgotts Apotheke«. Selbst die Tiere fressen instinktiv bestimmte Kräuter, wenn sie sich krank fühlen. Deshalb verfügt die *Phytotherapie* über jahrtausendealte Erfahrungen, die von der modernen Heilpflanzenforschung überwiegend bestätigt werden konnten.

Die ersten systematischen Kräuterforschungen verdanken wir der chinesischen Hochkultur. Vor etwa 3700 Jahren veröffentlichte der chinesische Kaiser und Arzt Shen-Nong sein »Buch der hundert Kräuter«, vermutlich das erste Standardwerk. Darin beschrieb er heilkräftige Pflanzen, die er zuvor alle am eigenen Leib erprobt hatte.

Bis ins 19. Jahrhundert hinein blieb die Kräuterheilkunde ein »Pfeiler« der Medizin. Erst mit dem Aufschwung der Naturwissenschaften, der von einem tiefgreifenden sozialen Wandel begleitet wurde, traten die Heilpflanzen in der offiziellen Medizin in den Hintergrund. Die Wissenschaft lernte, immer mehr der hochkomplizierten biochemischen Lebensvorgänge im Körper zu verstehen, der ihr bald als ein »gigantisches Laboratorium« erschien. So lag es nahe, Störungen der Körperfunktionen durch chemische Stoffe zu »reparieren«. Zahlreiche chemische Medikamente wurden und werden heute noch entwickelt, die inzwischen nicht nur organische Krankheiten beeinflussen, sondern sogar das Seelenleben verändern können. Die Vielzahl chemischer Arzneimittel kann auch der Fachmann nicht mehr überschauen.

Wir verdanken der Entwicklung neuer Heilmittel den Sieg über viele Krankheiten und eine Erhöhung der Lebenserwartung von etwa 40 Jahren um die Jahrhundertwende auf heute rund 70 Jahre. Auf ihr Konto gehen aber auch große Arzneimittelkatastrophen, man denke vor allem an Contergan. Je mehr chemische Arzneimittel entwickelt und verordnet

werden, desto deutlicher tritt die Kehrseite des Fortschritts zutage: Als im Grunde giftige Stoffe können sie zu mehr oder minder ausgeprägten, manchmal tödlichen Nebenwirkungen führen.
Seit einiger Zeit gewinnt deshalb die »sanfte Kräutertherapie« auch in der Schulmedizin wieder an Bedeutung. Man greift nicht mehr sofort zum Rezeptblock, um eine »chemische Waffe« gegen die Krankheit zu verordnen, sondern versucht immer häufiger, die Selbstheilungskräfte des Körpers anzuregen, um sie als wichtigste »Verbündete« im Kampf gegen die Krankheitsursachen zu gewinnen. Dazu eignen sich die Kräuter sehr gut, aber auch zahlreiche andere Naturheilverfahren, die zu Unrecht lange Zeit fast vergessen waren.
Die großen Probleme unserer Tage – Energieverknappung und Umweltverschmutzung – taten ein übriges, um auch die Patienten von der lange Zeit verbreiteten, kritiklosen Wissenschaftsgläubigkeit zu befreien und den Weg in eine menschengerechtere, gesündere Zukunft zu ebnen. Die sozialen Unruhen der Gegenwart in allen Industrienationen sind der sichtbare Ausdruck eines Bewußtseinswandels, der dem zu Beginn des Industriezeitalters an Bedeutung nicht nachsteht.
In der Medizin der Zukunft werden die Heilkräuter wieder eine bedeutende Rolle spielen, ohne daß man deshalb auf chemische Arzneimittel verzichten müßte. Sie sollten gleichberechtigt neben- und miteinander eingesetzt werden, immer abhängig vom Einzelfall. Völliger Verzicht auf stark wirksame, nicht selten lebensrettende chemische Medikamente wäre ebenso falsch wie die Verdrängung der Heilkräuter im letzten Jahrhundert.
Die meisten pflanzlichen Heilmittel sind ungiftig und erzeugen bei korrekter Anwendung auch keine unerwünschten Nebenwirkungen. Deshalb erhält man sie in der Regel rezeptfrei als Teemischung, Extrakt, Saft, Tinktur, Salbe oder in ähnlicher Zubereitung. Darin liegt aber wohl ihre größte Gefahr, wenn man nicht gerade – wie der bekannte Medizinkritiker Iwan Illich – völlig auf die institutionalisierte Medizin verzichten will: die unkontrollierte Selbstbehandlung.
Es spielt nämlich keine Rolle, ob man eine Krankheit mit Kräutern oder chemischen Arzneimitteln behandelt, am Anfang muß immer die richtige Diagnose stehen. Bei einer banalen Erkältung sind die Symptome auch für den Laien so eindeutig und die Risiken einer Komplikation so gering, daß grundsätzlich keine Bedenken gegen die Selbstbehandlung mit Kräutern bestehen. Bei vielen anderen Krankheiten birgt die Selbstbehandlung aber zu große Risiken in sich. Nur der Therapeut kann die Diagnose stellen und danach gezielt die Ursachen der Krankheit behandeln.
Deshalb leitet auch dieses Buch, von den medizinisch vertretbaren Ausnahmen abgesehen, nicht zur Selbstbehandlung an. Es soll vor allem über die Möglichkeiten der Kräuterbehandlung informieren und zeigen, daß sie sich bei fachmännischer Verordnung keineswegs nur auf harmlose Gesundheitsstörungen beschränken muß, sondern auch ernste Erkrankungen heilen kann.
Die verschiedenen Kräutertees und Mixturen, die hier vorgestellt werden, eignen sich, neben anderen Heilmitteln, sowohl zur unterstützenden Therapie als auch zur alleinigen Behandlung, wenn der Therapeut zustimmt. Nur seine Kontrolle kann den Patienten davor schützen, durch selbst »verordnete« Kräuter einige Zeit zum »eingebildeten Gesunden« zu werden – und dann ist eine gezielte Behandlung vielleicht überhaupt nicht mehr möglich.

KRÄUTER FÜR HERZ UND KREISLAUF

Erkrankungen am Herz-Kreislauf-System und Blutdruckveränderungen gehören heute zu den häufigsten Krankheiten. In allen Industrienationen der Erde stehen sie an erster Stelle der Todesursachen. Meist liegen ihnen Fehler der Lebensführung und Ernährung zugrunde, insbesondere zu kalorienreiche Kost, Bewegungsmangel, Dauerstreß und Mißbrauch von Genußmitteln (vor allem Nikotin). Deshalb genügt es im allgemeinen nicht, nur medikamentös zu behandeln. Die Reform der falschen Lebens- und Eßgewohnheiten nach Anweisung des Therapeuten bildet die Basistherapie, sonst kann keine dauernde Heilung erzielt werden.

Grundsätzlich müssen alle Herz-Kreislauf-Erkrankungen fachmännisch untersucht und behandelt werden, auch wenn nur vorübergehende, leichtere Beschwerden bestehen. Unter Umständen kündigen sie nämlich als Vorboten eine ernste Krankheit an, die bei rechtzeitiger Diagnose noch verhindert werden kann. Das gilt vor allem für den Herzinfarkt, dem fast immer wochen- bis monatelang uncharakteristische Warnzeichen vorausgehen. Leider werden sie von vielen Patienten auf die leichte Schulter genommen.

Symptome wichtiger Herz-Kreislauf-Krankheiten

Weit verbreitete Erkrankungen am Herz-Kreislauf-System, die durch Heilkräuter allein oder unterstützend behandelt werden können, sind Arterienverkalkung, Blutdruck-Regulationsstörungen, Herzanfälle, Herzschwäche, Herzstolpern und Krampfadern.

Arterienverkalkung
Unter einer Verhärtung und Verengung der großen Hauptschlagader (Aorta) leiden heute so gut wie alle Bewohner der Industriestaaten jenseits des 60. Le-

bensjahrs. Meist betrifft die abnorme Veränderung der Blutgefäße aber noch andere Arterien. Sie entsteht durch Einlagerung von Kalk und Cholesterin in den Gefäßwänden, die sich dadurch verengen, verhärten und brüchig werden. Als Folge kommt es zum Sauerstoffmangel in den Geweben, beim völligen Verschluß einer Arterie stirbt das nicht mehr versorgte Gewebe sogar ab (Herzinfarkt, Schlaganfall). Die brüchigen Gefäße können reißen und zu Blutungen unter die Haut oder ins Gewebe führen.

Als Ursachen der Arterienverkalkung kommen vor allem falsche Ernährung, Übergewicht, Bewegungsmangel, Bluthochdruck, Nikotinmißbrauch, Dauerstreß, Gicht, Zuckerkrankheit und ähnliche Zivilisationskrankheiten in Betracht.

Symptomatisch sind chronisch kalte, bläuliche oder weiße Glieder, anfallsweise Herzschmerzen, Wadenschmerzen beim Gehen, Schlafstörungen, Stimmungsschwankungen, Mißtrauen, Gereiztheit, Konzentrations-, Gedächtnisstörungen und Schwindelanfälle.

Blutdruck-Regulationsstörungen

Zu hoher Blutdruck gehört zu den Risikofaktoren mancher Krankheiten, vor allem Arterienverkalkung, Schlaganfall und Herzinfarkt. Deshalb muß er frühzeitig diagnostiziert und konsequent bis zur völligen Ausheilung behandelt werden, wenn nötig lebenslang. Bluthochdruck besteht bei Werten über 150/90 mm/Hg. Verursacht wird er häufig durch Nikotinmißbrauch, Dauerstreß, Reizüberflutung, ungelöste seelische Konflikte, Übergewicht, zu reichliche Kochsalzzufuhr, Allergien, Nierenleiden, chronische Infektionskrankheiten (vor allem an Mandeln, Zähnen) und Drüsenstörungen während der Pubertät und in den Wechseljahren.

Zunächst treten gelegentlich Kopfschmerzen, Schwindel und Kurzatmigkeit auf, später kommen zu diesen Beschwerden noch Ohrensausen, rasche Ermüdbarkeit und Gedächtnisschwäche hinzu. Anfangs wirken die Patienten oft vollblütig (rotes Gesicht), später kommt es als Folge von Gefäßkrämpfen oft zur auffallenden Blässe.

Blutunterdruck mit Werten unter 100 mm/Hg systolisch (erster Wert) ist oft angeboren und dann nur schwer zu beeinflussen. Er kann aber auch bei Mangelernährung, Erschöpfung, Depressionen, Blutarmut, Drüsenstörungen und als Folge der verbreiteten Bewegungsfaulheit mit verweichlichender Lebensweise entstehen. Die Symptome ähneln denen beim Hochdruck, vor allem Kopfschmerz und Schwindel mit Neigung zur Ohnmacht. Die Patienten ermüden rasch, im Liegen bessern sich ihre Beschwerden wegen der günstigeren Blutverteilung meist deutlich.

Während unbehandelter Hochdruck die Lebenserwartung verkürzt, schont zu niedriger Blutdruck Herz und Gefäße und ist oft nur lästig bis unangenehm.

Herzanfälle

Anfallsweise auftretende Druck-, Enge- und Schmerzgefühle mit Angst, Übelkeit und Schwindel kennzeichnen den Angina-pectoris-Anfall. Er kann durch Verkalkung der Herzkranzgefäße entstehen, wird aber auch bei Aufregungen, Nervosität, seelischen Fehlhaltungen (Herzneurosen) und Drüsenstörungen ausgelöst. Nicht selten kommt es später einmal zum Herzinfarkt. Daher ist frühzeitige Behandlung dringend notwendig. Das gilt auch für nervöse Anfälle, denn im Lauf der Zeit können sie dem Herzmuskel erheblich schaden, also zur organischen Krankheit werden.

Während sich der organisch Herzkranke beim Anfall ängstlich ruhig verhält und schont, geht der Nervöse oft hektisch auf und ab. Eine wirklich sichere Unterscheidung in organische und nervöse Anfälle kann aber nur der Arzt treffen.

Anfallsweises *Herzjagen* geht einher mit Pulsbeschleunigung auf Werte zwischen 150 und 250 Schlägen/Minute. Es dauert wenige Minuten bis Stunden, selten sogar Tage. Gegen Ende des Anfalls kommt es zum starken Harndrang. Dauert Herzjagen längere Zeit, droht ein Herzinfarkt oder das ebenfalls lebensgefährliche *Kammerflimmern* mit ungeordneten, wogenden Bewegungen des Herzmuskels (über 300/Minute).

Herzschwäche

Ungenügende Funktion des Herzmuskels kann entstehen, wenn bei Stoffwechselstörungen, Vergiftungen, Leberleiden oder manchen Herzkrankheiten die Kraftreserven des Herzens aufgebraucht sind. Eine zweite Ursache sind Herzfehler mit abnormer Blutströmung. Manchmal treten Herzfehler und Verbrauch der Kraftreserven auch gleichzeitig auf.

Man unterscheidet die *Rechtsinsuffizienz* (Schwäche des rechten Vorhofs und der rechten Kammer) mit Blutstauungen im Körperkreislauf von der *Linksinsuffizienz* mit Stauungen im Lungenkreislauf. Im ersten Fall sind Flüssigkeitsansammlungen vor allem an den Knöcheln, Bauchwassersucht, Verdauungsstörungen, ungenügende Leistung der Nieren und Schwellungen anderer innerer Organe symptomatisch. Linksinsuffizienz macht sich hauptsächlich durch Atemnot, Reizhusten, Blaufärbung der Haut und Lippen bemerkbar. Bei beidseitiger Herzinsuffizienz treten die Symptome der Rechts- und Linksinsuffizienz gemeinsam auf.

Herzstolpern

Zusätzliche Herzschläge außer der Reihe (*Extrasystolen*) werden oft nur durch Zufall entdeckt und erklären sich meist aus nervös-seelischer Ursache. Unter Umständen gehen sie mit Angstgefühlen und Beklemmung in der Herzgegend einher. Manche der Betroffenen glauben, daß ihr Herz kurze Zeit stillsteht. In der Mehrzahl der Fälle sind Extrasystolen nicht weiter bedenklich. Aber nur durch gründliche Untersuchung kann man behandlungsbedürftige Ursachen ausschließen. In seltenen Fällen geht das Herzstolpern auch einmal in Herzjagen oder sogar Kammerflimmern über.

Krampfadern

Die erweiterten, geschlängelten Venen treten vor allem an den Unterschenkeln deutlich zutage. Unbehandelt verfärbt sich die Haut der nur noch ungenügend mit Sauerstoff versorgten Gewebe über diesen Venen allmählich blauviolett. Im weiteren Verlauf kommt es zum juckenden *Stauungsekzem*, und schließlich bricht oft sogar die Haut geschwürig auf (*Krampfadergeschwür*). Das Geschwür kann um den Unterschenkel herum und in die Tiefe bis auf den Knochen weiterfressen.

Verursacht werden Krampfadern mit ihren Folgekrankheiten hauptsächlich durch angeborene Bindegewebsschwäche. Deshalb gibt es auch ganze »Krampfader-Familien«. Begünstigt wird die Krankheit im Laufe des Lebens durch Übergewicht, Bewegungsmangel, häufige Stuhlverstopfungen, Schwangerschaften oder berufsbedingtes langes Stehen (Verkäuferinnen, Friseure und andere). Die von Natur her ungünstigeren Durchblutungsverhältnisse im Becken lassen Krampfadern häufiger bei Frauen entstehen.

Neben den äußerlich sichtbaren Venen können auch tiefergelegene Gefäße erschlaffen. Symptomatisch für

solche unsichtbaren Krampfadern sind Schwere in den Beinen und dumpfe Schmerzen, manchmal auch eine leichte gelbliche Verfärbung der Haut über der Vene als Folge mangelhafter Durchblutung.
Krampfadern sind nie harmlos. Sie können sich schon frühzeitig entzünden und dann zu *Thrombosen* und lebensgefährlichen *Embolien* führen. Frühzeitige Behandlung ist deshalb dringend anzuraten.

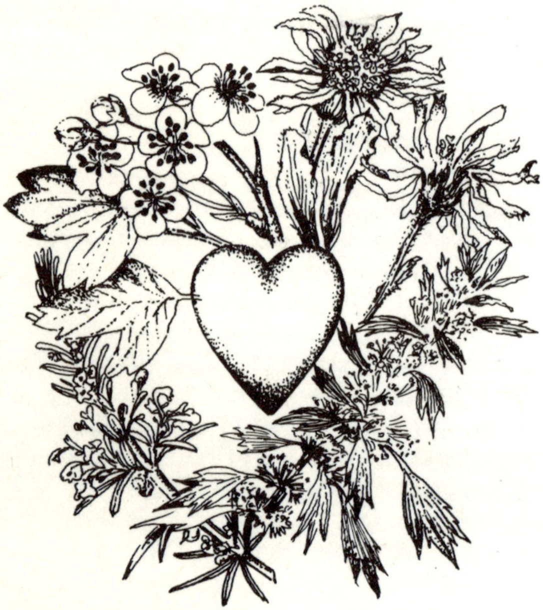

Heiltees für das Herz

Vor kurzem untersuchten deutsche Wissenschaftler im Auftrag der Bundesregierung die bei uns registrierten Arzneimittel zur Behandlung von Herzkrankheiten. Sie stellten fest, daß nur etwa 200 der über 600 Medikamente wirksam sind, während der Rest die Krankheit entweder kaum beeinflußt oder sogar verschlimmern kann. Dieses schockierende Ergebnis sollte Anlaß dafür sein, häufiger als bisher die unschädlichen, gut wirksamen Pflanzenheilmittel zu verordnen. Der *Fingerhut* allerdings, eine oft verabreichte, giftige Arzneipflanze, kann ähnlich wie die chemischen Mittel zu erheblichen Nebenwirkungen führen und wird deshalb hier nicht genannt.
Herzkranke dürfen ihre Medikamente auf Grund der genannten wissenschaftlichen Untersuchung jetzt aber nicht ohne Rücksprache mit dem Therapeuten einfach absetzen, das könnte lebensgefährlich werden. Eine Umstellung der Therapie ist nur unter Aufsicht des Fachmanns erlaubt.
Als wichtigste unschädliche Heilpflanzen bei Herzbeschwerden kennen wir Arnika, Herzgespann, Rosmarin und Weißdorn.

Arnika (Bergwohlverleih). Blüten und Wurzeln dieser geschützten Heilpflanze bewähren sich ausgezeichnet bei Herzanfällen. Zu diesem Zweck bereitet man mit 1 Teelöffel Arnika pro Tasse kochendes Wasser den Aufguß zu und trinkt täglich 2 Tassen, am besten schluckweise über den Tag verteilt.
Im akuten Anfall unterstützt man die Behandlung durch Herzkompressen mit Arnika. Dazu bereitet man mit 1 Eßlöffel Arnika auf 1/4 l Wasser den Aufguß zu und taucht ein passendes Leintuch hinein. Es wird ausgewrungen und warm auf die Herzgegend gelegt. Darüber kommt dann ein trockenes Leintuch, das man um die Brust wickelt, und ein etwas größeres, trockenes Woll-(Flanell-)tuch, das in gleicher Weise angelegt wird. Bei Bedarf erneuert man diese Kompresse nach etwa einer Stunde.
Überdosiert führt Arnika zu Herzjagen, Schwindel und Zittern, bei schweren Vergiftungen kann es sogar

zum Herz-Atem-Stillstand kommen. Deshalb muß die Dosis strikt eingehalten werden. Patienten mit empfindlichem Magen verzichten besser auf die innere Anwendung von Arnika, um Schleimhautreizungen zu vermeiden.

Herzgespann. Das Kraut hilft vor allem bei nervösen Herzbeschwerden, also Neigung zu nervösen Angina-pectoris-Anfällen, Herzjagen oder Herzstolpern. Seine ausgleichende, beruhigende und herzstärkende Wirkung steht außer Zweifel. Am besten bewährt sich die kurmäßige Behandlung, die mindestens einen Monat dauern sollte. Auch Langzeit- oder Dauertherapie ist ohne Gefahr von Nebenwirkungen möglich.
Die Droge wird mit 2 Teelöffeln Herzgespann auf 1 Tasse kochendes Wasser als Aufguß zubereitet, Tagesdosis 2–3 Tassen. Bewährt haben sich auch Kräutermixturen mit Herzgespann und anderen beruhigenden Heilkräutern.

Rosmarin. Seit alters steht Rosmarin in der Heilkunde in hohem Ansehen. Er regt schonend das Herz an und beseitigt die mit Herzbeschwerden verbundenen Blutdruck-Regulationsstörungen, ohne aufputschend zu wirken. Einfachste Form der Anwendung ist der Tee aus 1 Teelöffel Rosmarin auf 1 Tasse kochendes Wasser. Davon trinkt man morgens und nachmittags je 1 Tasse, nie abends, sonst kann der Schlaf gestört werden.
Bei Bedarf kann man gegen Herzbeschwerden auch Rosmarinkompressen (wie bei Arnika beschrieben) anlegen. Sie werden in einen Aufguß aus 1 Eßlöffel Rosmarin auf 1/4 l kochendes Wasser getaucht. Ein- bis zweimal wöchentlich führt man vormittags ein anregendes Rosmarinbad durch. Dazu kocht man 50 g Blätter auf 1/2 l Wasser und mischt den Tee unter das Badewasser. Vollbäder werden nicht von allen Herz-Kreislauf-Kranken vertragen, deshalb muß vorher die Erlaubnis des Therapeuten eingeholt werden.

Weißdorn. In zahlreichen klinischen Versuchen erwies sich der Weißdorn als wahrer »Herzensfreund«, der auch bei Dauergebrauch nie von Nebenwirkungen begleitet wird. Seine Wirkstoffe bessern die Leistungsfähigkeit des geschwächten Herzmuskels und beeinflussen die arteriosklerotisch veränderten Herzkranzgefäße günstig. Die Herzarbeit wird normalisiert und der Muskel vor den Folgen ständiger Überforderung geschützt. Außerdem normalisiert Weißdorn noch Herzrhythmusstörungen und senkt schonend erhöhte Blutdruckwerte.
Grundsätzlich kann Weißdorntee jedem zur Vorbeugung von Herzschäden empfohlen werden, der das 40. bis 45. Lebensjahr überschritten hat. Er sollte immer kurmäßig längere Zeit (Wochen bis Monate) mehrmals jährlich oder dauernd verabreicht werden. Wer nach ärztlicher Verordnung andere Herzmittel einnimmt, kann durch gleichzeitige Gabe von Weißdorntee deren Verträglichkeit und Wirksamkeit verbessern, das gilt vor allem für Fingerhutspezialitäten. Weißdorntee bereitet man mit 1 Eßlöffel Weißdorn auf 1 Tasse siedendes Wasser als Aufguß zu und trinkt täglich 3 Tassen.
Außer den hier genannten gibt es noch eine Reihe anderer herzwirksamer Heilpflanzen, zum Beispiel Fingerhut, Adonisröschen, Maiglöckchen und Besenginster. Sie werden alle nur nach Verordnung in fertiger Zubereitung eingenommen. Zur Teebehandlung in eigener Verantwortung sind sie nicht geeignet.

Kräutermixturen
Die einzelnen Heilpflanzen können auch als Teemischungen verabreicht werden. Oft erzielt man auf diese Weise noch bessere Ergebnisse, weil die Kräuter sich in ihren Wirkungen verstärken und unterstützen. Folgende Mischungen bewährten sich gut:

Herztee: 4 Teile Weißdorn, je 2 Teile Melisse und Mistel, 1 Teil Arnika. Man gibt auf 1 Tasse kochendes Wasser 1 Teelöffel der Mischung und trinkt morgens und abends je 1 Tasse.

Herz-Nerven-Tee: 3 Teile Herzgespann, je 2 Teile Baldrian und Melisse, je 1 Teil Arnika und Weißdorn. Auf 1 Tasse kaltes Wasser gibt man 1 Teelöffel der Mischung, läßt 8–10 Stunden kalt ziehen und trinkt dann leicht angewärmt täglich 2 Tassen.

Herz-Blutdruck-Tee: 4 Teile Rosmarin, 2 Teile Weißdorn, je 1 Teil Arnika und Pfefferminze. Davon nimmt man auf 1 Tasse kaltes Wasser 1 Teelöffel voll und kocht kurz auf. Die Tagesdosis des besonders bei Herzbeschwerden mit niedrigem Blutdruck sehr gut geeigneten Tees beträgt 2 Tassen.

Kräuter für die Blutgefäße

Zur Vorbeugung der Arterienverkalkung und zu ihrer Therapie im Frühstadium eignen sich vor allem kieselsäurereiche Heilkräuter, unterstützt durch Hafer, Knoblauch oder Zwiebeln. Je früher die Arteriosklerosebehandlung beginnt, desto sicherer kann man ein Fortschreiten der Gefäßveränderungen verhindern. Allerdings gelingt es auch heute noch nicht, die Kalk- und Cholesterineinlagerungen in den Gefäßwänden, die zu Beginn der Therapie vorhanden waren, wieder abzubauen. Dazu müßte jahrelang eine extreme Hungerdiät eingehalten werden, wie man sie nach dem Krieg in Gefangenenlagern kannte, die aber unweigerlich zu ernsten Mangelkrankheiten führte. Der rechtzeitigen Vorbeugung durch Heilpflanzen und fettarme Kost kommt daher große Bedeutung zu.
Die kieselsäurehaltigen Drogen sind auch zur Beseitigung der Bindegewebsschwäche bei Krampfadern angezeigt. Zusätzlich eignen sich zur besseren Durchblutung in solchen Fällen Beinwell und Roßkastanien, die man teils innerlich, zum Teil auch äußerlich anwendet.

Ackerschachtelhalm (Zinnkraut). Die altbewährte Heilpflanze enthält viel Kieselsäure. Dieser Wirkstoff beeinflußt günstig die Elastizität der durch Kalkeinlagerungen verhärteten, brüchigen Blutgefäße und stärkt bei Krampfadern das Bindegewebe in der Umgebung der erweiterten Venen. Äußerlich kann die entzündungshemmende, abwehrsteigernde Kieselsäure die Abheilung hartnäckiger Krampfadergeschwüre fördern. Neuere Forschungsarbeiten weisen darauf hin, daß sie auch die krankhaft gesteigerte Blutgerinnung normalisiert, also Thrombosen und Embolien vorbeugt.
Innerlich gibt man den Tee als Aufguß aus 1 Teelöffel pro Tasse kochendes Wasser, Tagesdosis 2 Tassen. Überdosierung kann zu unangenehmen Nebenwirkungen führen. Bei Krampfadern, Krampfadergeschwüren und Venenentzündungen hüllt man das betroffene Glied in einen ausreichend großen Wickel.

Dessen inneres Tuch wird in den aus 1 Eßlöffel Kraut auf 1/4 l kochendes Wasser zubereiteten Aufguß getaucht und dann angelegt. Darüber kommt ein trokkenes Leintuch und als äußerer Abschluß ein etwas größeres Wolltuch. Nach etwa 1 1/2 Stunden entfernt man diesen Wickel. Er wird bis zu 4mal täglich wiederholt.

Beinwell (Wallwurz). Die Heilpflanze wird im allgemeinen nur äußerlich bei Venenentzündungen, Krampfadern und Krampfadergeschwüren angewendet. Dazu bereitet man mit 3 Eßlöffeln zerkleinerter Wurzel auf 1/2 l Wasser den Tee zu. Er wird kalt aufgesetzt, muß kurz aufkochen und dann 15 Minuten ziehen. Das Wickeltuch wird eingetaucht und angelegt, darüber kommen die zwei Trockentücher (s. u. Ackerschachtelhalm).
Statt dessen kann man ein ausreichend großes Leinensäckchen zu etwa 2/3 mit zerkleinerter Beinwellwurzel füllen und in 5 l Wasser einige Minuten aufkochen. Dann läßt man den Sack auf 38 Grad abkühlen, legt ihn als Kompresse auf und wickelt darüber die beiden Trockentücher.

Hafer. Die Getreidekörner werden nicht als Tee, sondern als Brei zubereitet. Da sie für die Arteriosklerosevorbeugung eine wichtige Rolle spielen, sollen sie hier ausnahmsweise doch vorgestellt werden.
Kurmäßig mehrere Monate oder dauernd verzehrt, beugt der Haferbrei erhöhten Blutfett-(Cholesterin-)werten vor, die als wesentliche Ursache der Arterienverkalkung gelten. Auf die zahlreichen anderen Anwendungsgebiete des Hafers muß an dieser Stelle nicht weiter eingegangen werden. Rezepte zur Zubereitung von Haferbrei als Frühstück oder Zwischenmahlzeit findet man in vielen Kochbüchern oder erhält sie im Reformhaus. Daher wollen wir uns auf das Standardrezept für *Müsli nach Dr. Bircher-Benner* als Beispiel beschränken:
Über Nacht 10–50 g Haferflocken in kaltem Wasser einweichen. Am Morgen 100–150 g Äpfel oder anderes Obst je nach Jahreszeit auf einer Glasreibe zerkleinern und mit Haferflocken und Einweichwasser mischen. Abgeschmeckt wird der Brei mit 1 Eßlöffel Kondensmilch, etwas Honig und dem Saft einer halben Zitrone, zum Schluß streut man einige geriebene Mandeln oder Haselnüsse darüber.
Mit einem solchen Frühstück erhält der Körper ausreichend Vitalstoffe, Eiweiße und Kohlenhydrate, die er gerade am Tagesanfang benötigt. Deshalb ist der Haferbrei dem üblichen Frühstück vorzuziehen.

Hohlzahn. Das Unkraut enthält reichlich Mineralstoffe und Spurenelemente und ähnelt in dieser Zusammensetzung weitgehend dem menschlichen Blut. Für die Vorbeugung und Therapie von Arterienverkalkung besonders wichtig ist der hohe Kieselsäuregehalt, der dem im Ackerschachtelhalm nicht nachsteht.
Die Zubereitung als Aufguß erfolgt mit 1 Eßlöffel des Krauts auf 1 Tasse kochendes Wasser. Die Tagesdosis von 2 Tassen Tee soll mehrmals jährlich für einige Wochen zur Vorbeugung, bei bereits bestehender Arteriosklerose kurmäßig monatelang oder dauernd verabreicht werden.

Knoblauch. Seit der Antike steht der Knoblauch in der Kräuterheilkunde in hohem Ansehen – zu Recht, wie die moderne Arzneipflanzenforschung nachwies. Er enthält zahlreiche wertvolle Wirkstoffe, die ihn besonders zur Vorbeugung und Behandlung von Arterienverkalkung und Bluthochdruck empfehlen. Deshalb sollte Knoblauch neben dem vorne genannten

Weißdorn in der täglichen Gesundheitsvorsorge ab dem 5. Lebensjahrzehnt nicht fehlen.
Knoblauchzehen kann man in verschiedenen Zubereitungsformen verwenden. Gut bewährt hat es sich zum Beispiel, täglich 1–2 Zehen roh zu verzehren oder zerquetscht und mit Quark und Petersilie vermischt als Brotaufstrich zu verwenden. Mit einer speziellen Knoblauchpresse gewinnt man aus den Zehen Saft, der stets frisch portionsweise zubereitet werden muß. Die Tagesdosis beträgt 3 Teelöffel Saft. Schließlich kann man mit Knoblauch auch Tee herstellen. Dazu zerquetscht man 4–5 Zehen und setzt sie mit 1/4 l kaltem Wasser 8 Stunden lang an. Diesen Kaltauszug trinkt man dann schluckweise über den Tag verteilt.
»Knoblauch ist das Geheimnis des langen Lebens – aber wie schafft man es, daß das auch ein Geheimnis bleibt?« Mit dieser Frage spielte ein Spötter einmal auf den intensiven Geruch der Atemluft nach Knoblauchgenuß an, den viele Menschen nicht mögen. Dagegen hilft es, wenn man einige Kaffeebohnen oder etwas frische Petersilie kaut. Statt dessen kann man auch Knoblauchkapseln aus dem Reformhaus verwenden, deren Geruchsstoffe entfernt wurden. Wegen des Geruchs sollte man auf diese wertvolle Heil- und Gewürzpflanze nicht verzichten.

Roßkastanien. Aus Rinde, Blüten und reifen Samen der Roßkastanie bereitet die Naturheilkunde bewährte Heilmittel gegen Krampfadern und andere Durchblutungsstörungen zu, die innerlich und äußerlich verabreicht werden. Bei Langzeittherapie können dadurch die erschlafften Venenwände wieder gestrafft und Blutstauungen beseitigt werden.
Tee bereitet man als Aufguß mit 1 Teelöffel Rinde und Blüten pro Tasse siedendes Wasser zu und trinkt täglich 2 Tassen in kleinen Schlucken mehrere Monate lang. Unterstützend bewähren sich Teil- oder Vollbäder, denen man Roßkastanientee zusetzt. Er wird als Badezusatz aus 1/2–1 kg zerhackter Kastanie auf 3–5 l Wasser zubereitet und muß kurz kochen. Dieses Bad wendet man 2mal wöchentlich an. Patienten mit anderen Herz-Kreislauf-Beschwerden sollten nur Teilbäder durchführen.
Zum Wickel, der sich besonders bei Krampfadern der Unterschenkel bewährt, benötigt man die Abkochung aus 3 Eßlöffeln Blüten, Rinde und zerhackten Kastanien auf 1/2 l kaltes Wasser, das man kurz aufkocht. In den warmen Tee wird das innere Wickeltuch eingetaucht. Dann wringt man es aus und legt es auf das zu behandelnde Glied. Darüber kommt ein trockenes Leintuch und als äußerer Abschluß das etwas größere Wolltuch. Nach 1–1 1/2 Stunden entfernt man den Wickel wieder. Er kann bis zu 4mal täglich angelegt werden.

Zwiebeln. Schon die Priesterärzte des alten Ägypten schätzten die Zwiebel als Heilmittel sehr. Sie wirkt ähnlich wie der Knoblauch. Heilanzeigen sind Arterienverkalkung, Bluthochdruck, nachlassende Funktionen des Herzmuskels und Funktionsschwäche des gesamten Herz-Kreislauf-Systems, das mild angeregt und gestärkt wird.
Zwiebel kann man roh verzehren oder den Saft auspressen und täglich 3–4 Eßlöffel voll einnehmen. Gut eignet sich aber auch der Kaltauszug aus 1 zerschnittenen Zwiebel auf 1/4 l kaltes Wasser, der 24 Stunden ziehen muß, oder die Abkochung mit der gleichen Menge Zwiebeln auf 1/4 l kaltes Wasser, die man auf 1/8 l einkocht. Beide Tees werden mit Honig oder Kandiszucker gesüßt und eßlöffelweise eingenommen, Tagesdosis 4 Eßlöffel für mehrere Wochen oder zur Dauerbehandlung.

Kräutermixturen
Verschiedene Kräuter kann man miteinander mischen, um die Wirkung zu verstärken. Dazu einige in der Praxis bewährte Rezepte:

Arteriosklerosetee: 4 Teile Ackerschachtelhalm, je 2 Teile Mistel und Weißdorn. Davon gibt man 1 Teelöffel auf 1 Tasse kochendes Wasser und trinkt täglich 2–3 Tassen kurmäßig oder dauernd. Diese Mixtur schützt Herz und Gefäße vor Verkalkung und normalisiert zugleich schonend den erhöhten Blutdruck.

Arteriosklerose-Nerven-Tee (vor allem bei Verkalkung der Hirngefäße angezeigt): 4 Teile Hohlzahn, je 2 Teile Borretsch und Johanniskraut (zur Stimmungsaufhellung bei Depressionen), je 1 Teil Basilikum, Mistel und Weißdorn. Mit 1 Teelöffel der Mischung auf 1 Tasse kochendes Wasser bereitet man den Aufguß zu, Tagesdosis 3 Tassen.

Krampfader-Venen-Tee: 3 Teile Roßkastanienblüten oder -rinde, 2 Teile Ackerschachtelhalm, je 1 Teil Rosmarin und Weißdorn. Man bereitet den Aufguß aus 1 Teelöffel der Mischung pro Tasse kochendes Wasser zu und nimmt täglich 3 Tassen ein. Er wirkt durchblutungsfördernd und stärkt das Bindegewebe.

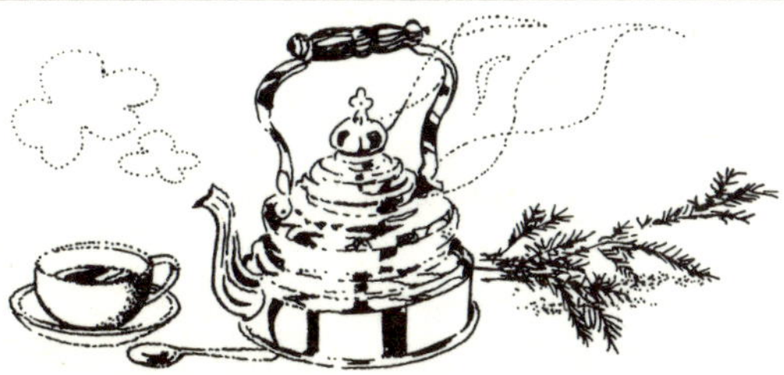

Hilfe bei hohem und niedrigem Blutdruck

Einige Heilpflanzen zur Behandlung von Blutdruck-Regulationsstörungen lernten wir bereits in den vorangegangenen Abschnitten kennen, und zwar Knoblauch, Rosmarin und Weißdorn. Sie zeichnen sich dadurch aus, daß sie den Blutdruck normalisieren, also zu hohe Werte senken und zu niedrige anheben. Zusätzlich beeinflussen sie Herz und Gefäße günstig, eignen sich also gut zur umfassenden Behandlung des Herz-Kreislauf-Systems. Eine bei allen Formen der Blutdruckstörung gut geeignete Heilpflanze wollen wir noch zusätzlich vorstellen.

Mistel. Der auf Bäumen wachsende Halbschmarotzer normalisiert schonend zu hohe und zu niedrige Blutdruckwerte. Seine Wirkung kommt hauptsächlich über das vegetative Nervensystem zustande, das die Spannung (also die Weite) der Gefäßmuskulatur reguliert. Deshalb werden vor allem nervös-seelisch verursachte Blutdruckstörungen reguliert.
Die Zubereitung erfolgt als Aufguß mit 2 Eßlöffeln Mistel auf 1 Tasse kochendes Wasser. Statt dessen kann man auch die gleiche Menge Droge über Nacht mit 1 Tasse Wasser kalt ansetzen und morgens kurz aufkochen. Davon trinkt man täglich 3 Tassen. Die Behandlung soll immer kurmäßig unter Aufsicht des Fachmanns erfolgen.
Unterstützt wird die Hochdruckbehandlung durch salzarme, kalorienknappe Kost und – bei Bedarf – entwässernde Heilpflanzen. Bei zu niedrigem Blutdruck achte man auf viel Bewegung an der frischen Luft zum Training der Blutgefäße.

Kräutermixturen
Teemischungen bewähren sich gut bei Blutdruckregulationsstörungen verschiedener Ursachen. Dazu

einige Beispiele, die in der Praxis mit gutem Erfolg erprobt wurden.

Hochdrucktee: je 2 Teile Mistel, Weißdorn und Herzgespann, je 1 Teil Rosmarin, Hagebutten, Ackerschachtelhalm und Johanniskraut. Mit 1 Teelöffel der Mischung auf 1 Tasse siedendes Wasser bereitet man den Aufguß zu und trinkt täglich 3 Tassen.

Hochdruck-Nerven-Tee (bei Bluthochdruck als Folge von Nervosität und seelischen Konflikten angezeigt): 3 Teile Mistel, 2 Teile Weißdorn, je 1 Teil Johanniskraut und Hopfenschuppen. Aus 1 Teelöffel Mischung pro Tasse kochendes Wasser bereitet man den Aufguß, Tagesdosis 3 Tassen.

Hochdruck-Nieren-Tee (bei Bluthochdruck mit Nierenbeteiligung): je 2 Teile Mistel und Goldrute, je 1 Teil Weißdorn, Ackerschachtelhalm, Liebstöckel und Hagebutten. Zum Aufguß gibt man 1 Teelöffel der Mixtur auf 1 Tasse kochendes Wasser und trinkt jeden Tag 3 Tassen.

Teemischung gegen Blutunterdruck: 4 Teile Mistel, 3 Teile Rosmarin, je 2 Teile Lavendel und Pfefferminze, je 1 Teil Arnika und Weißdorn. Der Tee wird mit 1 Teelöffel der Mischung pro Tasse kochendes Wasser zubereitet und beeinflußt zu niedrigen Blutdruck durch Normalisierung der Gefäßwandspannung und Stärkung der Herzkraft.

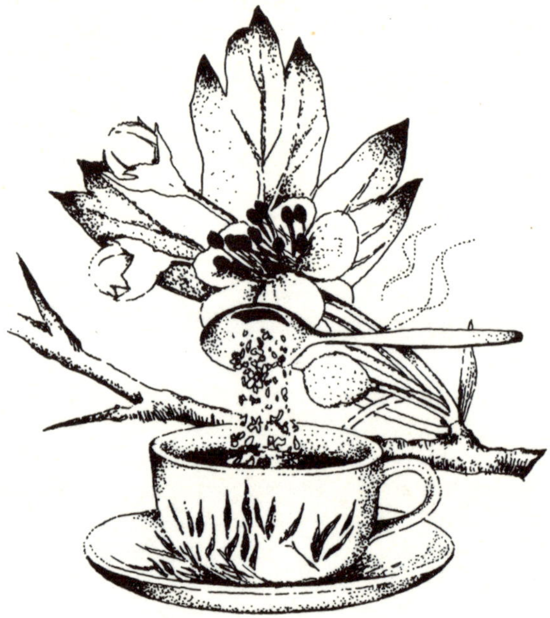

Die Behandlung von Blutdruckstörungen – vor allem des gefährlicheren Hochdrucks – erfolgt immer unter fachmännischer Aufsicht und dauert notfalls lebenslang. Im Einzelfall kann der Therapeut auch stärker wirksame Heilpflanzen, zum Beispiel die häufig eingesetzte indische Schlangenwurzel (Rauwolfia) verordnen. Zur Selbstbehandlung eignen sich aber nur die hier genannten Heilkräuter, von denen auch bei Dauergebrauch keine Nebenwirkungen zu befürchten sind.

Kräuter für Herz und Kreislauf: Arnika.

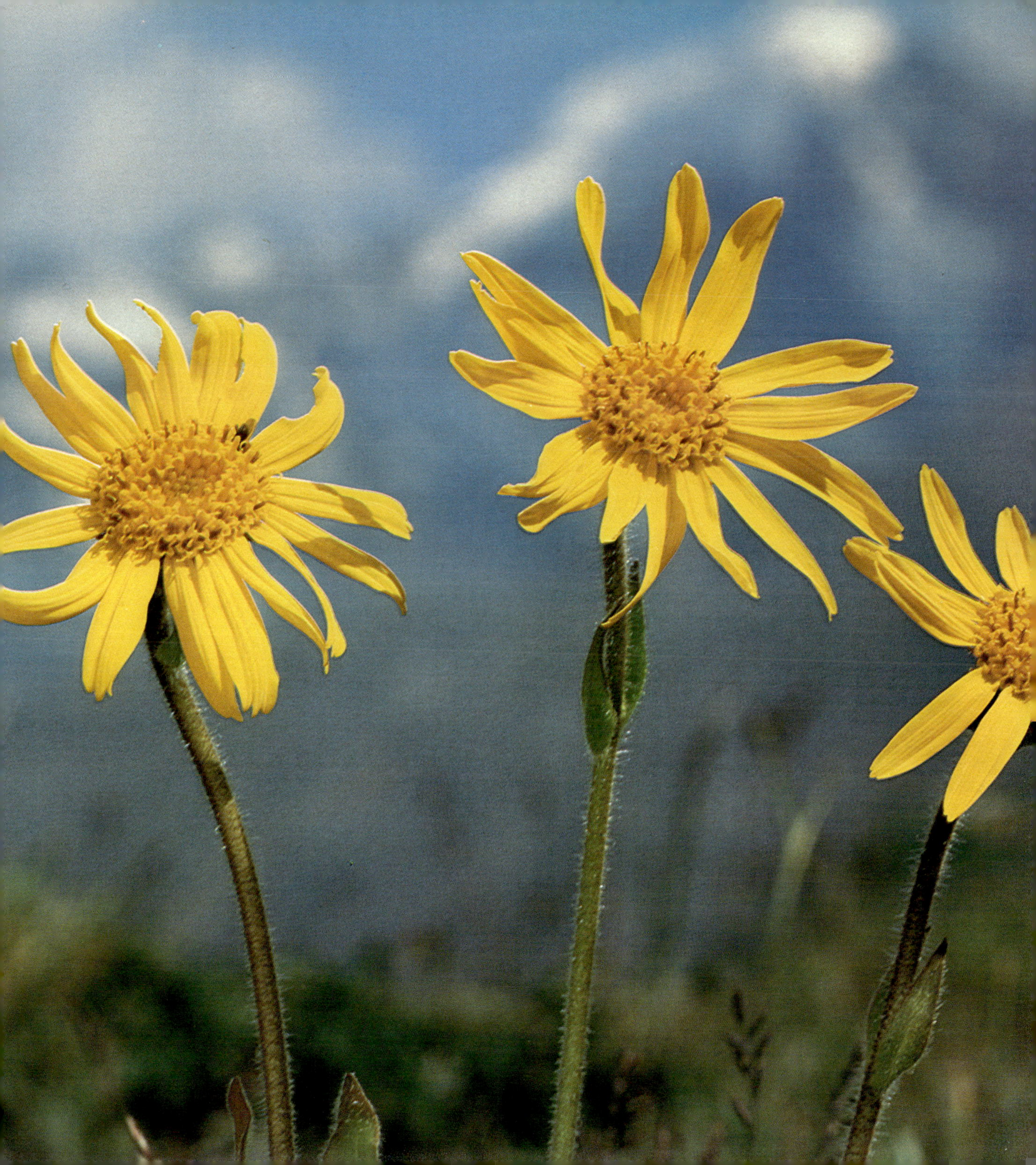

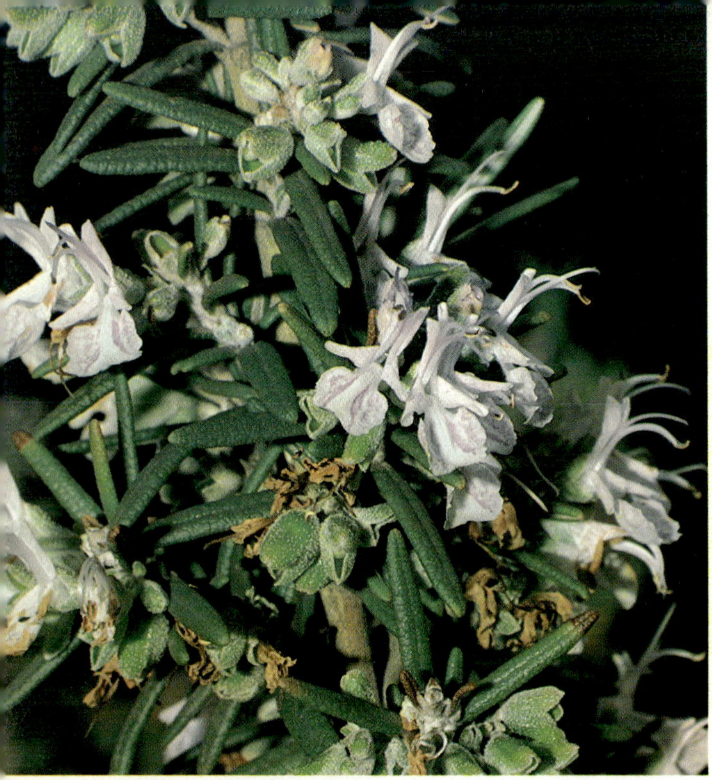
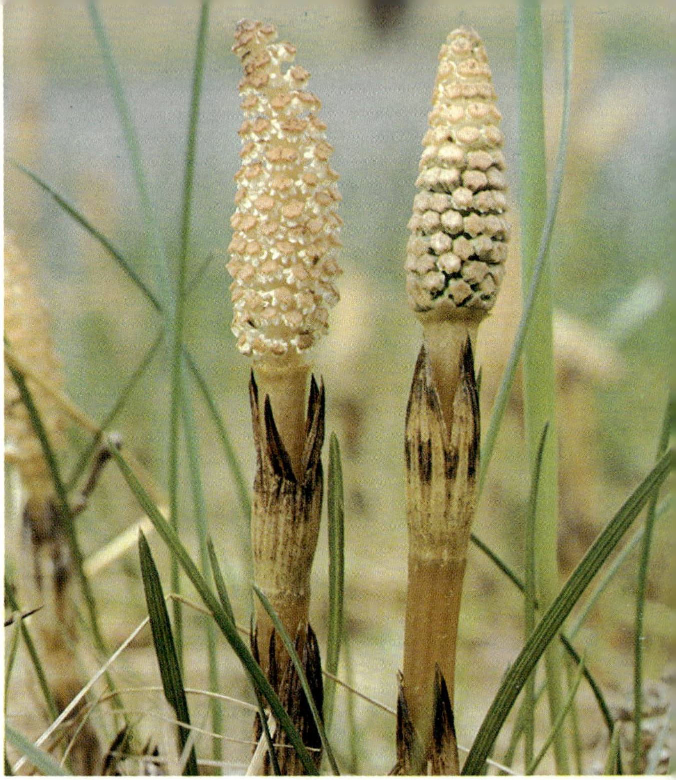
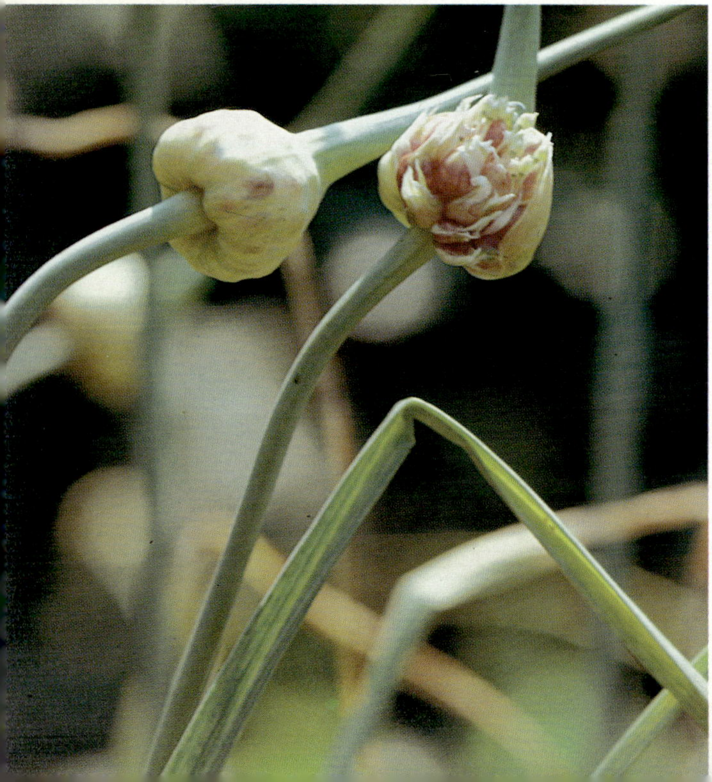
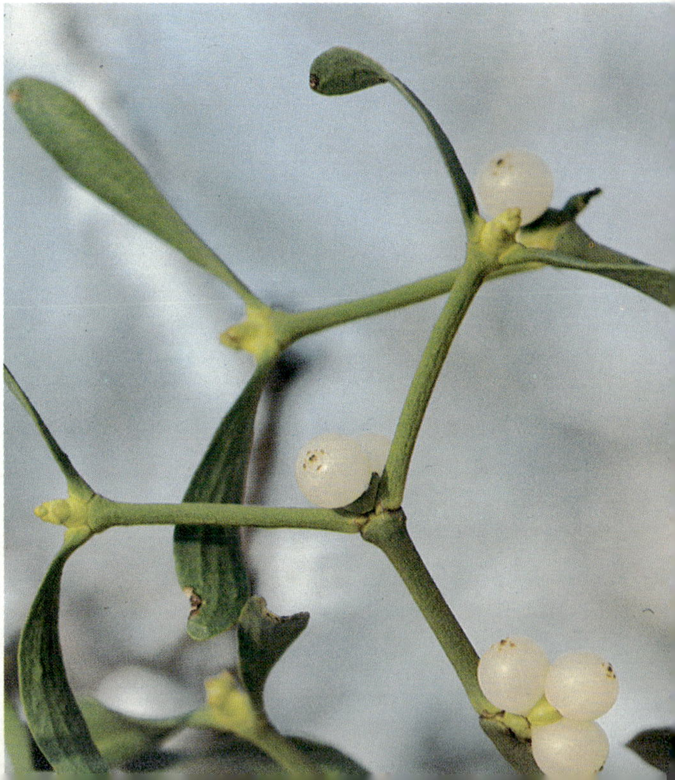

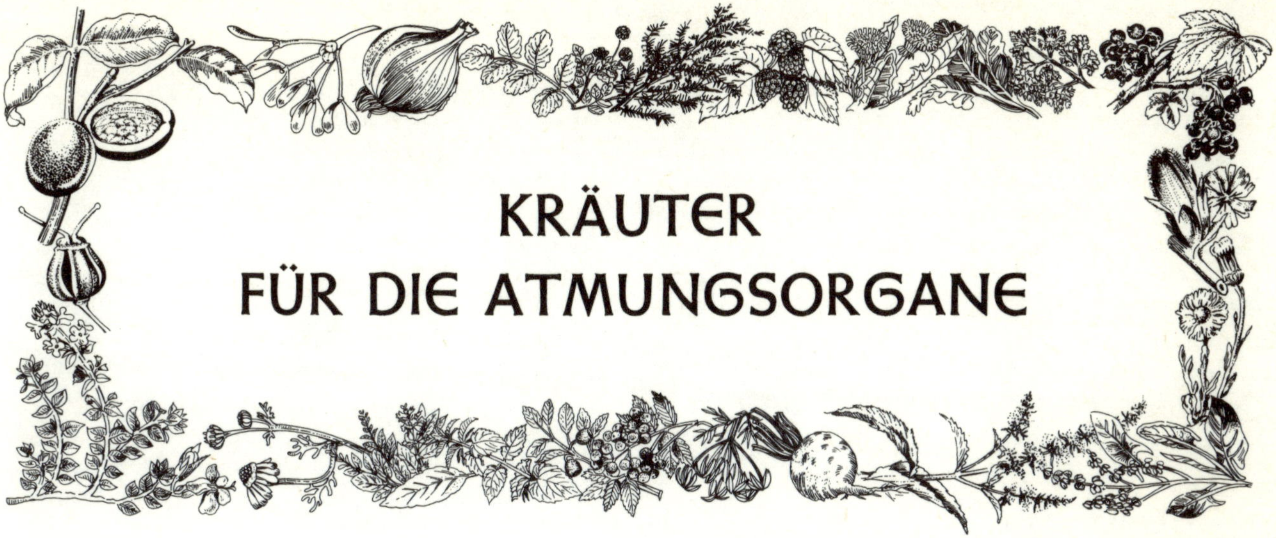

KRÄUTER FÜR DIE ATMUNGSORGANE

Ernste Infektionskrankheiten im Bereich der Atemorgane erfordern grundsätzlich immer ärztliche Behandlung. Das gilt vor allem für Lungen-, Rippenfellentzündung und akute oder chronische Bronchitis. Gewöhnlich müssen solche Erkrankungen zu Anfang durch Antibiotika behandelt werden. Kräuter können die Therapie unterstützen, sollten aber immer mit Erlaubnis des Therapeuten verabreicht werden.

Alleinige Kräuterbehandlung empfiehlt sich hauptsächlich bei den verbreiteten Erkältungskrankheiten mit Husten, Heiserkeit, Schnupfen und Bronchialkatarrh. In solchen Fällen hilft die naturgemäße Behandlung fast immer besser als chemische Medikamente, weil die Heilpflanzen zur Überwindung der Krankheitsursachen die Körperabwehr steigern, während die chemischen Arzneimittel vorwiegend die Symptome unterdrücken. Die einmal aktivierte Körperabwehr schützt noch einige Zeit nach überstandener Erkältung vor einer erneuten akuten Infektion. Versuche an amerikanischen Kinderkliniken bewiesen zum Beispiel überzeugend, daß die alten Kräuter-Hausmittel einen grippalen Infekt sogar schneller als stark wirksame chemische Medikamente ausheilen.

Eine Ausnahme gilt allerdings für bereits vorher durch andere Erkrankungen geschwächte, genesende oder ältere, gebrechliche Menschen. Unter Umständen reichen ihre Abwehrkräfte überhaupt nicht mehr aus, um mit einer Erkältung oder Grippe fertigzuwerden. Deshalb sollten sie grundsätzlich immer vom

Kräuter für Herz und Kreislauf: Rosmarin (oben links), Ackerschachtelhalm (oben rechts), Knoblauch (unten links), Mistel (unten rechts).

Fachmann behandelt werden, damit gefährliche Folgekrankheiten zu vermeiden sind. Bei Bedarf wird er zunächst auch chemische Arzneimittel zur raschen Unterdrückung der Symptome verordnen, danach aber zur Nachbehandlung oft doch auf bewährte Kräuterspezialitäten zurückgreifen.
Mit gutem Erfolg können manche Heilkräuter auch vorbeugend zur Steigerung der Körperabwehr eingenommen werden. Das empfiehlt sich vor allem in der kühleren Jahreszeit, wenn durch Zugluft, Nässe und Kälte besonders häufig grippale Infekte entstehen.

Krankheitszeichen häufiger Atemwegserkrankungen

Erkrankungen der Atemwege betreffen vorwiegend Nase, Rachen, Kehlkopf und Bronchien. Sie entstehen durch Infektion mit Grippe- oder Erkältungsviren und werden meist durch Kälte und Nässe begünstigt, die unsere Abwehrkräfte vermindern. Übertragen werden die Viren durch Tröpfcheninfektion, vor allem Husten, Niesen und Händedruck.
Die einfache *Erkältung* kann mit erhöhter Körpertemperatur, Kopfschmerzen und allgemeiner Mattigkeit einhergehen, bei der echten *Grippe* (Influenza) bestehen meist höheres Fieber, Abgeschlagenheit, Kopf-, Kreuz-, Gliederschmerz und stark beeinträchtigtes Allgemeinbefinden. Allein an diesen Symptomen kann man Erkältung und Grippe aber nicht unterscheiden. Dazu müßte eine virologische Untersuchung unter dem Elektronenmikroskop vorgenommen werden, die für die Behandlung aber meist ohne Bedeutung ist. Im Prinzip eignen sich die gegen Erkältung angezeigten Heilkräuter auch bei Influenza und umgekehrt.

Im Gegensatz zur Erkältung führt die Grippe als ernste Infektionskrankheit allerdings oft zu Folgekrankheiten (Komplikationen). Daher ist es ratsam, den Verlauf durch regelmäßige Konsultation des Fachmanns überwachen zu lassen, der drohende Folgekrankheiten rechtzeitig erkennen und behandeln kann.

Schnupfen – Nebenhöhlenentzündung

Der Schnupfen beginnt wenige Stunden nach der Ansteckung mit Kribbeln in der Nase, Niesreiz, wässriger Sekretion und Anschwellung der Nasenschleimhäute mit behinderter Nasenatmung. Meist wird er von Heiserkeit und Husten begleitet, manchmal erhöht sich die Körpertemperatur als Zeichen der körpereigenen Abwehrregulation.
Im allgemeinen heilt der banale Infekt in 7–10 Tagen wieder vollständig aus. Unter Umständen greift er aber auch auf die Nebenhöhlen der Nase über. Warnzeichen sind Klopfen und Schmerzen über der Nasenwurzel und unter den Wangenknochen, die sich beim Bücken verstärken. Außerdem besteht meist Kopfschmerz und mäßiges Fieber. Diese Komplikation erfordert unbedingt fachmännische Behandlung, weil sich die Infektion aus den Nebenhöhlen in die Augenhöhlen oder ins Gehirn fortsetzen kann.
Auch der chronische Schnupfen, der trotz Behandlung nicht innerhalb von 10 Tagen vollständig ausheilt, muß vom Therapeuten untersucht und gezielt behandelt werden. Kennzeichnend ist die behinderte Nasenatmung mit Wechsel zwischen trockenen und stark dünnflüssigen Schleim absondernden Schleimhäuten. Später schwindet die Schleimhaut der Nase und neigt zu Blutungen. Zusätzlich können sich Polypen (gutartige Wucherungen) einstellen, die vor allem die Nasenatmung weiter behindern.

Heiserkeit – Rachenkatarrh

Klanglose, belegte Stimme als Zeichen der Kehlkopfentzündung und Brennen, Kitzeln oder Schmerzen im Hals mit Rötung der entzündeten Rachenschleimhaut treten bei Erkältung und Grippe häufig auf. Entweder die Infektion beginnt mit diesen Symptomen und kann sich dann auf- oder absteigend in Nase und Bronchien fortsetzen, oder die Infektion steigt erst aus der Nase in Rachen und Kehlkopf ab. Fieber und Kopfschmerzen kommen als Begleiterscheinungen hinzu.

Reizungen der Rachen- und Kehlkopfschleimhäute treten aber auch durch Nikotinmißbrauch, Staub, Dämpfe und zu trockene Zimmerluft (Zentralheizung) auf. Sie verlaufen dann meist chronisch unter abgeschwächten Symptomen, wenn die äußere Reizung nicht ausgeschaltet wird.

Schließlich kennen wir noch Rachen- und Kehlkopfkatarrhe als Folgen des chronischen Schnupfens oder einer Nasennebenhöhlenentzündung. Auch falsche Atmung durch den Mund kann zu Rachen-Kehlkopf-Entzündungen führen.

Erkältungskatarrhe der Rachen-Kehlkopf-Schleimhäute darf der Patient selbst behandeln. Sie klingen ähnlich wie der Schnupfen in 1 –2 Wochen vollständig ab. Alle chronischen Entzündungen sollte dagegen der Fachmann gezielt je nach Ursachen behandeln.

Husten

Das explosionsartige Ausstoßen der Luft dient oft der Selbstreinigung der Atemwege von Schleim und Bakterien. Deshalb darf man den Husten nicht zu stark unterdrücken, sonst sammelt sich zuviel Schleim in den Bronchien an, der einen günstigen Nährboden für viele Bakterien abgibt. Beim Reizhusten dagegen, der durch Schleimhautentzündung, Dämpfe, Staub, zu trockene oder zu kalte Luft und Nikotinmißbrauch entsteht, nützt der Husten wenig. Er muß daher bekämpft werden, sonst unterhält er sich selbst und verschlimmert sich immer mehr.

Zur Selbstbehandlung beim einfachen Erkältungshusten stehen dem Patienten zahlreiche Kräuter zur Verfügung. Helfen sie nicht innerhalb von 3 – 5 Tagen spürbar, muß unbedingt der Arzt oder Heilpraktiker aufgesucht werden, der je nach Ursachen eine gezielte Behandlung einleitet. Geht der Husten von Anfang an mit hohem Fieber und stärker als bei Erkältung üblich beeinträchtigtem Allgemeinbefinden einher, befinden sich Blutspuren im Auswurf oder hüsteln die Betroffenen dauernd und klagen über Atemnot und Stechen in den Flanken bei jedem Atemzug, dann muß unverzüglich der Arzt gerufen werden.

Bronchialkatarrh – Bronchitis

Erkältung und Grippe werden oft von Entzündungen der Bronchialschleimhäute begleitet. Andere Ursachen sind Staub und Dämpfe, Nikotinmißbrauch oder zu trockene Raumluft.

Der Bronchialkatarrh macht sich vor allem durch Schmerzen hinter dem Brustbein und trockenen Husten bemerkbar. Vor allem morgens muß lange gehustet werden, um den während der Nacht angesammelten Schleim wieder zu entfernen. Der Auswurf ist glasig oder weißlich und zäh, mäßiges Fieber kann hinzutreten. In schwereren Fällen wird die Atmung behindert, und man hört bei jedem Atemzug Rasselgeräusche.

Ohne Behandlung oder bei dauernder Einwirkung äußerer Reize geht der akute Katarrh ins chronische Stadium über. Die Symptome schwächen sich zwar ab, aber es drohen ernste Folgekrankheiten. Insbesondere die chronische Bronchitis ist zu fürchten, die

sich durch Reizhusten, beeinträchtigtes Allgemeinbefinden und leichtes, dauerndes Fieber bemerkbar macht, im Lauf der Zeit aber zur Lungenblähung oder Abszeßbildung (Eiteransammlung) in den Bronchien führt. Sie gehört bei uns zu den häufigsten Ursachen der Frühinvalidität.
Bakterielle Infektionen erzeugen eine akute Bronchitis. Sie beginnt mit Schüttelfrost und hohem Fieber, Seitenstechen beim Atmen und Husten mit (je nach Erregern) gelblichem bis dunkelgrünem Auswurf. Wie die chronischen Bronchialerkrankungen muß auch die akute Bronchitis unter fachmännischer Verlaufskontrolle vollständig ausgeheilt werden.
Selbsthilfe durch Kräutertee ist nur beim einfachen, akuten Bronchialkatarrh im Verlauf einer Erkältung ohne Gefahr möglich.

Heiltees bei Schnupfen, Husten und Heiserkeit

Im Vergleich zu den Viren, die Erkältung, Grippe und andere Infektionskrankheiten hervorrufen, sind Bakterien komplizierter gebaute Lebewesen. Deshalb kennen wir heute zwar wirksame chemische und pflanzliche Mittel, um das Bakterienwachstum zu hemmen oder die Erreger abzutöten (Antibiotika, Sulfonamide), aber keine vergleichbaren Medikamente gegen Viren. Im Grunde können nur die körpereigenen Abwehrkräfte mit Viren fertigwerden.
Trotzdem muß und soll man sich nicht einfach mit einem Schnupfen oder einer Erkältung abfinden. Die von den Viren vorgeschädigten Schleimhäute der Nase und oberen Atemwege sind nämlich besonders empfindlich für bakterielle Zusatz-(Super-)Infektionen, die den Krankheitsverlauf komplizieren. Dem beugt man durch Kräuter vor.

Kräuterzubereitungen gegen Schnupfen
Zur *Inhalation* gibt man 4 Teelöffel **Kamillenblüten** auf 1/4 l kochendes Wasser. Diesen Aufguß mischt man mit 1 l dampfendem Wasser. Dann stellt man den Dampftopf auf einen Tisch und beugt sich darüber. Über den Kopf legt man ein Tuch, damit der Kräuterdampf nicht entweicht. Die Anwendung dauert 5–10 Minuten. Wenn die Dampfentwicklung zu rasch nachläßt, kocht man den Tee nochmals kurz auf oder stellt den Topf gleich auf einen kleinen Elektrokocher. Während der Inhalation atmet man tief durch Nase und Mund, damit die entzündungshemmenden, bakterienfeindlichen Wirkstoffe zu allen erkrankten Stellen gelangen können.
Verbessert wird die Wirkung des Kamillendampfs, wenn man folgende Teemischung zum Inhalieren verwendet: 4 Teile Kamille, 2 Teile Pfefferminze (deren Mentholgehalt läßt die Schleimhäute abschwellen), 1 Teil Thymian (desinfiziert). Davon bereitet man wie oben beschrieben mit 4 Teelöffeln den Kopfdampf zu. Er bewährt sich auch ausgezeichnet bei Nasennebenhöhlenentzündungen.
Anstelle von Inhalationen oder zur Unterstützung ihrer Wirkung kann man *Nasenspülungen* durchführen. Dazu verwendet man wieder am besten den Kamillentee, als Aufguß mit 2 Teelöffeln Kamille auf 1 Tasse kochendes Wasser zubereitet. Diese Menge wird in mehreren Portionen einfach in die Nase aufgezogen. Jedesmal legt man den Kopf in den Nacken, damit der Tee durch die Nasenhöhle in den Rachen abläuft und ausgespuckt werden kann. Die Erfahrung zeigt, daß der Tee am besten lauwarm 4- bis 6mal täglich verabreicht werden soll.
Mischtee zum Spülen der Nase bereitet man aus 4 Teilen Kamille, 2 Teilen Pfefferminze und je 1 Teil Ackerschachtelhalm und Thymian als Aufguß wie Kamillentee zu.

Innerlich wird die Schnupfentherapie unterstützt durch die später noch vorzustellenden abwehrsteigernden Kräutermixturen. Bestehen gleichzeitig Erkältungssymptome im Rachen, Kehlkopf und in den Bronchien, behandelt man diese zusätzlich wie dort angegeben.
Chronischer Schnupfen muß zwar unter fachmännischer Aufsicht behandelt werden, unterstützend empfehlen sich aber Inhalationen mit Dost oder Majoran. Gleichzeitig nimmt man diese Kräutertees innerlich ein.
Der **Dost,** auch als wilder Majoran bekannt, wird vor allem als Gewürz angewendet. Zum Inhalieren gegen chronischen Schnupfen bereitet man ihn wie den Kamillen-Kopfdampf mit 4 Teelöffeln Kraut auf 1 l siedendes Wasser zu und atmet die Dämpfe bis zu 4mal täglich 5–10 Minuten lang ein. Innerlich nimmt man zusätzlich täglich 3 Tassen Dostaufguß ein, zubereitet mit 1 Teelöffel Kraut pro Tasse kochendes Wasser.
Majoran verwendet man zur Inhalation als Aufguß mit 3 Eßlöffeln auf 1/2 l dampfendes Wasser ebenfalls bis zu 4mal täglich. Außerdem trinkt man 2 Tassen Tee am Tag, die als Aufguß mit 1 Eßlöffel Majoran pro Tasse kochendes Wasser zubereitet werden.
Kurmäßige Anwendung über Wochen oder Monate ist erforderlich, damit die chronische Entzündung vollständig ausgeheilt wird. Der Therapeut kann je nach Einzelfall noch zusätzlich Medikamente verordnen.
Die handelsüblichen Schnupfensprays, -salben und -tropfen enthalten zum Teil auch Heilkräuter, oft aber zusätzliche chemische Wirkstoffe, die bei längerem Gebrauch nicht unbedenklich sind. Nie darf man sie bei chronischem Schnupfen verabreichen, sondern allenfalls für einige Tage gegen akute Erkältungskrankheiten, bis die Symptome abklingen. Zusätzlich wendet man dann trotzdem die oben empfohlenen Inhalationen und Spülungen an.
Kapseln gegen Schnupfen, die eingenommen werden, wirken zwar zufriedenstellend, führen aber unter Umständen zu unerwünschten Nebenwirkungen (vor allem bei Bluthochdruck). Sie sollten nur ausnahmsweise nach Verordnung für kurze Zeit verabreicht werden.

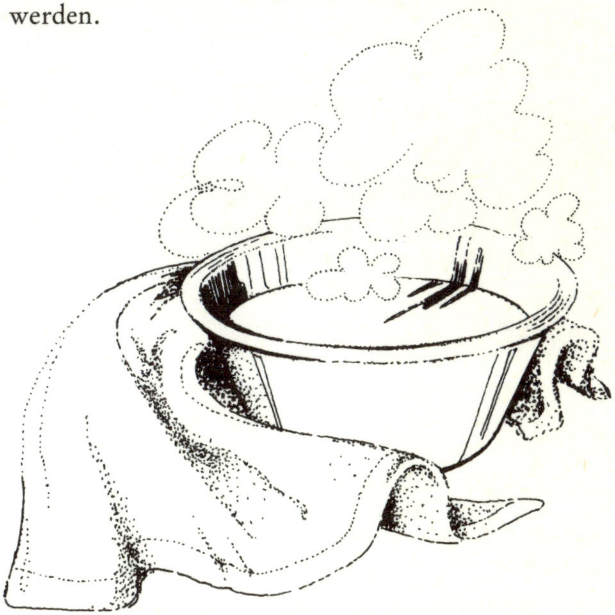

Gurgelwasser bei Rachen-Kehlkopf-Katarrh
Entzündungen des Rachens und Heiserkeit behandelt man innerlich durch die weiter unten genannten Hustenteemischungen. Örtlich wird die Behandlung unterstützt durch Gurgeln mit Kräutertees. Allerdings erreicht man mit dem Gurgelwasser nur Teile des Rachens, aber nie den Kehlkopf. Wenn sich dort trotzdem auch eine Wirkung zeigt, so ist diese auf die verbesserte Durchblutung als Reaktion auf das Gurgeln zurückzuführen.

Gegurgelt wird immer mit lauwarmem Tee, insgesamt 6mal am Tag. Dazu eignen sich entzündungshemmende, desinfizierende, gerbsäure- und schleimhaltige Heilpflanzen. Man wendet sie am besten als Mischtee an. Einige bewährte Rezepte wollen wir vorstellen:

- je 3 Teile Eibisch und Salbei, 2 Teile Kamille, je 1 Teil Ackerschachtelhalm und Huflattich. Davon gibt man 2 Eßlöffel auf 1/4 l kaltes Wasser, kocht auf, läßt ziehen, bis der Tee nur noch lauwarm ist. Dann gurgelt man einige Minuten lang, bis der gesamte Tee verbraucht ist.
- zu gleichen Teilen Salbei, Tormentill und Kamillenblüten mischen, davon 2 Eßlöffel auf 1/4 l siedendes Wasser geben, ziehen lassen und lauwarm zum Gurgeln verwenden.
- je 2 Teile Huflattich und Salbei, je 1 Teil Arnika, getrocknete Heidelbeeren und Thymian. Aus 2 Eßlöffeln der Mischung auf 1/4 l Wasser stellt man den Aufguß her, der kurze Zeit kochen und dann etwa 15–20 Minuten ziehen muß. Er wird nach Abkühlung als Gurgelwasser gebraucht.

Die Behandlung kann natürlich nur dann erfolgreich verlaufen, wenn man gleichzeitig alle Reizungen der Schleimhäute (vor allem das Rauchen) vermeidet und bei Heiserkeit einige Tage lang möglichst wenig spricht.

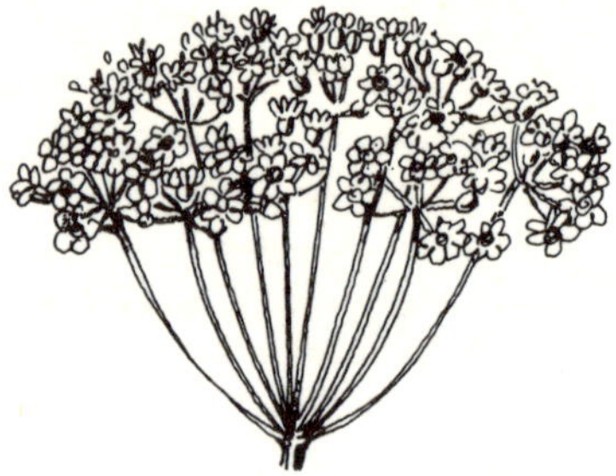

Husten-Bronchial-Tee

Zahlreiche Heilkräuter eignen sich zur Therapie von Husten und Bronchialkatarrhen. Wir können sie nicht alle aufzählen, sondern beschränken uns auf die bekanntesten und wirksamsten. Hustenkräuter wirken auf verschiedene Weise. Manche enthalten Schleimstoffe und beruhigen die entzündeten Bronchialschleimhäute, so daß der Reizhusten gelindert wird. Dazu gehören Eibisch, Huflattich, Isländisch Moos und Lungenkraut. Andere regen die Schleimdrüsen zur vermehrten Produktion an, zum Beispiel Bibernelle, Primel, Seifenkraut und Spitzwegerich. Dadurch wird der zähe Schleim verflüssigt und kann leichter ausgehustet werden. Das Aushusten wird gefördert durch die Expektorantien, zum Beispiel Anis, Pfefferminze (Menthol) und Thymian. Sie regen das Atemzentrum und die Lungendurchblutung an. Wegen der verschiedenen Ansatzpunkte empfiehlt es sich, gegen Husten und Bronchialkatarrhe immer Kräuterteemischungen einzunehmen, damit die Erkrankung gleichzeitig von mehreren Seiten bekämpft wird.

Zusätzlich zu den genannten Kräutern sollte man noch solche mit bakterienfeindlicher Wirkung (Kamille, Knoblauch, Zwiebeln) und die später bei Abwehrsteigerung aufgeführten Drogen geben.

Folgende Hustenteemischungen bewährten sich in der Praxis:

- je 3 Teile Eibisch und Huflattich, 2 Teile Spitzwegerich, je 1 Teil Thymian und Pfefferminze. Von dieser Mischung setzt man 2 Teelöffel auf 1/4 l kaltes Wasser 4–6 Stunden in bedecktem Gefäß an und rührt gelegentlich um. Dann nimmt man den schleimstoffreichen Tee – gesüßt mit Honig – in kleinen Schlucken über den Tag verteilt ein.

- je 4 Teile Huflattich und Lungenkraut, 3 Teile Ackerschachtelhalm, 2 Teile Primel, je 1 Teil Anis und Kamille. Davon gibt man 2 Teelöffel auf 1/4 l siedendes Wasser und trinkt täglich 3–4 Tassen, am besten gesüßt mit Honig oder Kandiszucker.

- je 2 Teile Huflattich und Spitzwegerich, je 1 Teil Anis, Bibernelle und Isländisch Moos. Der Aufguß wird mit 2 Teelöffeln der Mischung pro Tasse kochendes Wasser zubereitet, Tagesdosis 3 Tassen, gesüßt mit Honig oder Kandiszucker.

- je 3 Teile Huflattich, Lungenkraut und Seifenkraut, je 2 Teile Ackerschachtelhalm und Kamille, je 1 Teil Anis, Bibernelle und Thymian. Man nimmt von dieser Mischung 1 Teelöffel auf 1 Tasse siedendes Wasser und trinkt täglich 3 Tassen warm, mit Honig gesüßt, in kleinen Schlucken.

Im Deutschen Arzneibuch (DAB), dem von einer staatlichen Behörde herausgegebenen Vorschriftenbuch über Herkunft, Beschaffenheit, Aufbewahrung, Zubereitung und Dosierung von Arzneimitteln, wird der *Brusttee* (Species pectorales) wie folgt zusammengestellt: 8 Teile Eibischwurzel, 4 Teile Huflattichblätter, 3 Teile Süßholz-(Lakritzen-)wurzel, je 1 Teil Anisfrüchte, Königskerzenblüten und Veilchenwurzel. Davon gibt man auf 1/4 l siedendes Wasser 2 Teelöffel und trinkt täglich 3 Tassen mit Honig gesüßt. Wohlschmeckend und sehr gut wirksam ist der *Eibischsirup*. Dazu setzt man 10 Teile zerkleinerte Eibischwurzel mit 250 Teilen destilliertem Wasser und 5 Teilen 96%igem Alkohol 3 Stunden lang in einem bedeckten Gefäß an. Zwischendurch muß mehrmals umgerührt werden. Dann seiht man ab und mischt mit 300 Teilen Honig oder Kandiszucker, bis ein zähflüssiger Sirup entstanden ist. Auch Kinder nehmen ihn gerne ein. Sie erhalten stündlich 1 Teelöffel, Erwachsene jede Stunde 2 Teelöffel des Sirups. Gegen hartnäckige Bronchitis, die selbst auf Antibiotika nicht mehr anspricht, empfiehlt sich (mit Einwilligung des Therapeuten) der *Knoblauch*. Seine bakterienhemmenden Wirkstoffe werden bekanntlich teilweise über die Lungen ausgeschieden, was den Geruch der Atemluft ausmacht. Deshalb kann man durch Knoblauch auch gegen Antibiotika unempfindlich gewordene Erreger in den Bronchien abtöten. Dazu verzehrt man am besten täglich 4 rohe Knoblauchzehen oder nimmt portionsweise frisch ausgepreßten Saft (4 Teelöffel täglich) zu sich. Wer den Tee vorzieht, bereitet ihn als Kaltauszug (nie erhitzen) mit 5 zerquetschten Zehen auf 1/4 l kaltes Wasser zu, läßt 8 Stunden ziehen und trinkt diesen Tee dann schluckweise über den Tag verteilt. Die Behandlung muß längere Zeit fortgesetzt werden, bis die Bronchitis vollständig ausgeheilt wurde. Den Knoblauchgeruch der Atemluft muß man in diesem Fall in Kauf nehmen, Kapseln ohne Geruchsstoffe wirken bei eitriger Bronchitis nicht ausreichend.

Ähnlich wirksam bei Husten und Bronchitis ist die mit dem Knoblauch verwandte *Zwiebel.* Sie wirkt desinfizierend, löst zähen Bronchialschleim und fördert dessen Auswurf. Bewährt hat sich bei Husten und Bronchialkatarrhen die Abkochung mit 1 zerschnittenen Zwiebel auf 1/4 l kaltes Wasser. Man kocht auf 1/8 l Flüssigkeit ein, süßt dann mit Honig oder Kandiszucker und nimmt täglich 4 Eßlöffel davon ein.

Kräuter bei Fieber und Abgeschlagenheit

Erkältung und Grippe gehen mit mäßigem bis hohem Fieber, allgemeiner Abgeschlagenheit und Schmerzen in Kopf, Gliedern und Muskeln einher. Dagegen kann der Patient zwar rezeptfreie Schmerzmittel einnehmen, sie werden aber nicht immer vertragen und führen bei zu langer Anwendung zu erheblichen Nebenwirkungen, unter Umständen sogar zur suchtähnlichen Abhängigkeit. Deshalb sollten Tabletten allenfalls vorübergehend einmal verabreicht werden, Heilpflanzen erfüllen oft den gleichen Zweck auf unschädlichere Weise.
Fieber darf ohnehin nicht massiv unterdrückt werden. Es entsteht als Ausdruck der aktivierten körpereigenen Abwehrkräfte gegen die Infektion, ist also im Grunde erwünscht und notwendig, um die Krankheit zu überwinden. Bei erhöhter Körpertemperatur wirken die körpereigenen Abwehrsysteme auch besser gegen die empfindlicher gewordenen Krankheitserreger. Fiebersenkende chemische Arzneimittel bleiben deshalb den Fällen vorbehalten, in denen das Fieber zu hoch ansteigt oder zu lange andauert und deshalb unerwünscht wird.
Naturgemäße Fieberbehandlung bessert zugleich das Allgemeinbefinden und regt die Abwehrkräfte an. Sie besteht hauptsächlich aus Schwitzkuren mit Linden- oder Holunderblütentee, bei Bedarf unterstützt durch Fieber-(Bitter-)klee oder Weidenrinde.
Schwitzkuren können bei rechtzeitiger Anwendung eine Erkältung oder Grippe praktisch über Nacht beseitigen, wenn der Patient noch über ausreichend Abwehrkräfte verfügt. Herz-Kreislauf-Kranke dürfen Schwitzkuren allerdings nicht ohne Erlaubnis ihres Therapeuten durchführen, denn sie belasten ganz erheblich.
Zur Schwitzkur bei den ersten Anzeichen eines Infekts nimmt man zunächst 2–3 Tassen Linden- oder Holunderblütentee zu sich. *Lindenblütenaufguß* wird mit 1 Teelöffel auf 1 Tasse kochendes Wasser zubereitet, *Holunderblütentee* in der gleichen Weise. Der Tee sollte 15 Minuten ziehen und möglichst warm getrunken werden. Anschließend führt man ein warmes Vollbad durch, das etwa 20 Minuten dauert. Sobald der Schweiß ausbricht, beendet man das Bad, streicht das Wasser oberflächlich vom Körper ab (nur Gesicht und Füße abtrocknen) und geht sofort ins vorgewärmte Bett. Dort schwitzt man mindestens 1 Stunde, besser länger (die ganze Nacht), um die Abwehr zu steigern und Krankheitsstoffe mit dem Schweiß auszuscheiden.
Bricht trotzdem eine Erkältung oder Grippe aus, können Fieber und gestörtes Allgemeinbefinden gut durch den Fieber-(Bitter-)kleetee beeinflußt werden. Im Gegensatz zu chemischen fiebersenkenden Arzneimitteln unterdrückt diese Heilpflanze das für die Abwehr wichtige Fieber nicht massiv. Überhöhte Körpertemperatur wird verhindert, ohne die Abwehr zu schwächen – das Fieber wird dem Krankheitsverlauf angepaßt. Auch das Allgemeinbefinden bessert sich deutlich.
Tee aus **Fieberklee** bereitet man mit 1 Eßlöffel Kraut auf 1/4 l kochendes Wasser zu und läßt 15 Minuten

ziehen. Statt dessen kann man auch 2 Teelöffel Droge mit 1/4 l Wasser 10 Stunden kalt ansetzen. Die Tagesdosis beträgt 3 Tassen Tee.

Verstärkt wird die Wirkung, wenn man statt des reinen Fieberkleetees folgende Kräutermixtur verwendet: 3 Teile Fieberklee, 2 Teile Holunder- oder Lindenblüten, je 1 Teil Bibernelle und Kamille. Mit 2 Teelöffeln dieser Mischung auf 1 Tasse kochendes Wasser bereitet man den Aufguß zu und trinkt täglich 3–4 Tassen, bis die Infektion überwunden ist.

Gut fiebersenkend, schmerzlindernd und entzündungshemmend wirkt die **Weidenrinde.** Sie enthält als Hauptwirkstoff Salizin, das im Körper zur wirksamen Salizylsäure umgebaut wird. Reine Salizylsäure und ihr chemischer Abkömmling Azetylsalizylsäure sind auch in zahlreichen Schmerz- und Grippetabletten enthalten (zum Beispiel im bekannten Aspirin).

Für den Hausgebrauch stellt man mit 5 g Weidenrinde auf 1 Tasse kochendes Wasser den Aufguß her, der 10–15 Minuten kochen muß. Zur Abkochung setzt man die gleiche Dosis zunächst 6–8 Stunden kalt an und kocht dann kurz auf. Die Tagesdosis von 3 Tassen (zu je 5 g) sollte nicht überschritten werden, denn bei Überdosierung kommt es zu unerwünschten Nebenwirkungen, unter Umständen sogar zur gefährlichen Säurevergiftung, die unverzüglich ärztlich behandelt werden muß.

Wer zu Magenbeschwerden neigt oder an Magen-Darm-Leiden erkrankt ist, verzichtet besser auf Weidenrinde und salizylsäurehaltige Arzneimittel, sonst drohen unangenehme Reizungen und ähnliche Begleiterscheinungen.

Abwehrsteigernde Kräutermixturen zur Vorbeugung

Viele Menschen leiden jedes Jahr ein- oder mehrmals unter Erkältung und Grippe, weil ihre Abwehrkräfte aus verschiedenen Gründen nicht mehr ausreichen, um die Erreger rasch zu überwinden. Für sie empfiehlt sich die vorbeugende Einnahme abwehrsteigernder Heilkräuter ganz besonders. Aber auch wer nur gelegentlich einmal erkältet ist, kann sich während der kühleren Jahreszeit durch pflanzliche Zubereitungen zur Anregung seiner Abwehrfunktionen davor schützen. Das empfiehlt sich besonders dann, wenn Erkältung oder Grippe »umgehen«, also viele Menschen infiziert sind und man praktisch ständig mit Viren in Kontakt kommt.

Aktivierung der Körperabwehr gegen Krankheitserreger aller Art ist aber auch notwendig, um eine akute Infektion schneller vollständig auszuheilen. Deshalb sollten entsprechende Zubereitungen immer die schon genannten Behandlungsmaßnahmen gegen Schnupfen, Heiserkeit und Husten unterstützen.

Eine zuverlässige Steigerung der Körperabwehr erzielt man vor allem durch Holunder-, Lindenblütentee, Alant, Sonnenhut und Vitamin-C-reiche Kräuter. Sie werden einzeln, besser kombiniert angewendet.

Holunder- und **Lindenblütentee** erwiesen sich in klinischen Versuchen als gut abwehrsteigernd und sowohl zur Vorbeugung als auch zur Therapie grippaler akuter Infekte geeignet. Beide Heilpflanzen werden als Aufguß mit 1 Teelöffel Blüten pro Tasse kochendes Wasser zubereitet, Tagesdosis 3–6 Tassen. Am besten süßt man den Tee mit etwas Honig.

Anstelle des Einzeltees kann man auch je 2 Teile Holunder- und Lindenblüten mit 1 Teil Kamillenblüten mischen und daraus mit 1 Teelöffel der Mischung auf

1 Tasse kochendes Wasser den Aufguß zubereiten. Davon genügen 4 Tassen am Tag.

Alant und Sonnenhut nimmt man grundsätzlich immer in Form fertiger Zubereitungen aus der Apotheke zur Abwehrsteigerung ein. Vor allem der aus den nordamerikanischen Prärien stammende **Sonnenhut** (Echinacea) zeichnet sich bei Erkältung und Grippe durch seine umfassende, zuverlässige Wirkung auf verschiedene Abwehrsysteme aus. Untersuchungen bewiesen überzeugend, daß fertige Sonnenhutzubereitungen die Krankheitsanfälligkeit deutlich herabsetzen und den Verlauf einer grippalen Infektion abschwächen und verkürzen. In der Apotheke erhält man zahlreiche Echinacea-Spezialitäten, die nach Gebrauchsanweisung eingenommen werden.

Alant steigert nicht allein die Körperabwehr, sondern lindert auch Krampfhusten und fördert das Abhusten von Schleim. Über die geeigneten fertigen Zubereitungen berät das Fachpersonal in der Apotheke oder der Therapeut.

Die vorbeugende Wirkung von Vitamin C steht außer Frage und kann wohl von vielen Menschen aus eigener Erfahrung bestätigt werden. Allerdings wissen wir auch, daß das künstliche Vitamin (L-Ascorbinsäure), das in zahlreichen Vitaminpräparaten enthalten ist, nicht ganz so zuverlässig wie die natürliche Ascorbinsäure wirkt, unter Umständen sogar zu unerwünschten Begleiterscheinungen führt (starker Durst, Hautausschläge um Mund und Nasenflügel). Deshalb nimmt man zum Langzeitgebrauch besser Heilpflanzen mit reichlich natürlichem Vitamin C ein. Dazu gehören Hagebutten und getrocknete Heidelbeeren.

Zum **Hagebuttentee** verwendet man die reifen Früchte der Heckenrose mit oder ohne Samen. Sie enthalten reichlich abwehrsteigerndes Vitamin C, das schleimhautschützende Vitamin A und andere Wirkstoffe. Tee wird mit 2–5 g pro Tasse siedendes Wasser zubereitet und soll 1 Stunde ziehen. Die Tagesdosis beträgt 3 Tassen. Der Aufguß kann unbedenklich auch dauernd getrunken werden und wirkt gleichzeitig blutreinigend und stoffwechselanregend. In haushaltsüblicher Weise stellt man aus Hagebutten auch vitaminreiche Marmelade oder Sirup her. Sie werden zusätzlich zum Tee nach Belieben verzehrt.

Getrocknete **Heidelbeeren** kann man als Aufguß mit 2 Teelöffeln Beeren pro Tasse siedendes Wasser zubereiten. Vitaminschonender ist der Kaltauszug mit 10 g Beeren auf 1/4 l kaltes Wasser, der 12 Stunden ziehen muß. Die Tagesdosis beträgt 2–3 Tassen.

Abwehrsteigernde Teemischungen

Kombiniert man abwehrsteigernde, Vitamin-C-reiche und entzündungshemmende Kräuter miteinander, erzielt man wegen der umfassenderen Wirkung noch bessere Ergebnisse. Gut eignen sich zum Beispiel folgende Mischungen:

- je 2 Teile Linden- und Holunderblüten, je 1 Teil Kamille und Heidelbeeren. Daraus bereitet man mit 1 Eßlöffel pro Tasse kochendes Wasser den Aufguß zu und trinkt täglich 3 Tassen.
- je 3 Teile Hagebutten und Lindenblüten, 2 Teile Kamille, je 1 Teil Huflattich und Salbei. Die Zubereitung erfolgt als Aufguß mit 2 Teelöffeln Mixtur auf 1 Tasse siedendes Wasser, Tagesdosis 3 Tassen.
- je 3 Teile Holunderblüten und Heidelbeeren, je 2 Teile Hagebutten und Lindenblüten, 1 Teil Kamille. Mit 1 Eßlöffel dieser Mischung stellt man den Tee her und nimmt täglich 3 Tassen ein.

Die Teemischungen süßt man am besten mit Honig und trinkt sie zur Vorbeugung während der kühleren Jahreszeit ständig oder zur unterstützenden Behandlung bereits bestehender akuter Infektionen. Sonnenhut- oder Alantzubereitungen können zusätzlich verabreicht werden.
Außerdem sollte man die Abhärtung durch viel Bewegung im Freien, Morgengymnastik unter offenem Fenster, Schlafen bei geöffnetem Fensterflügel und kalte Wasseranwendungen (Dusche, Fußbäder, Wassertreten) zum Training der Abwehrregulationen nicht vergessen.

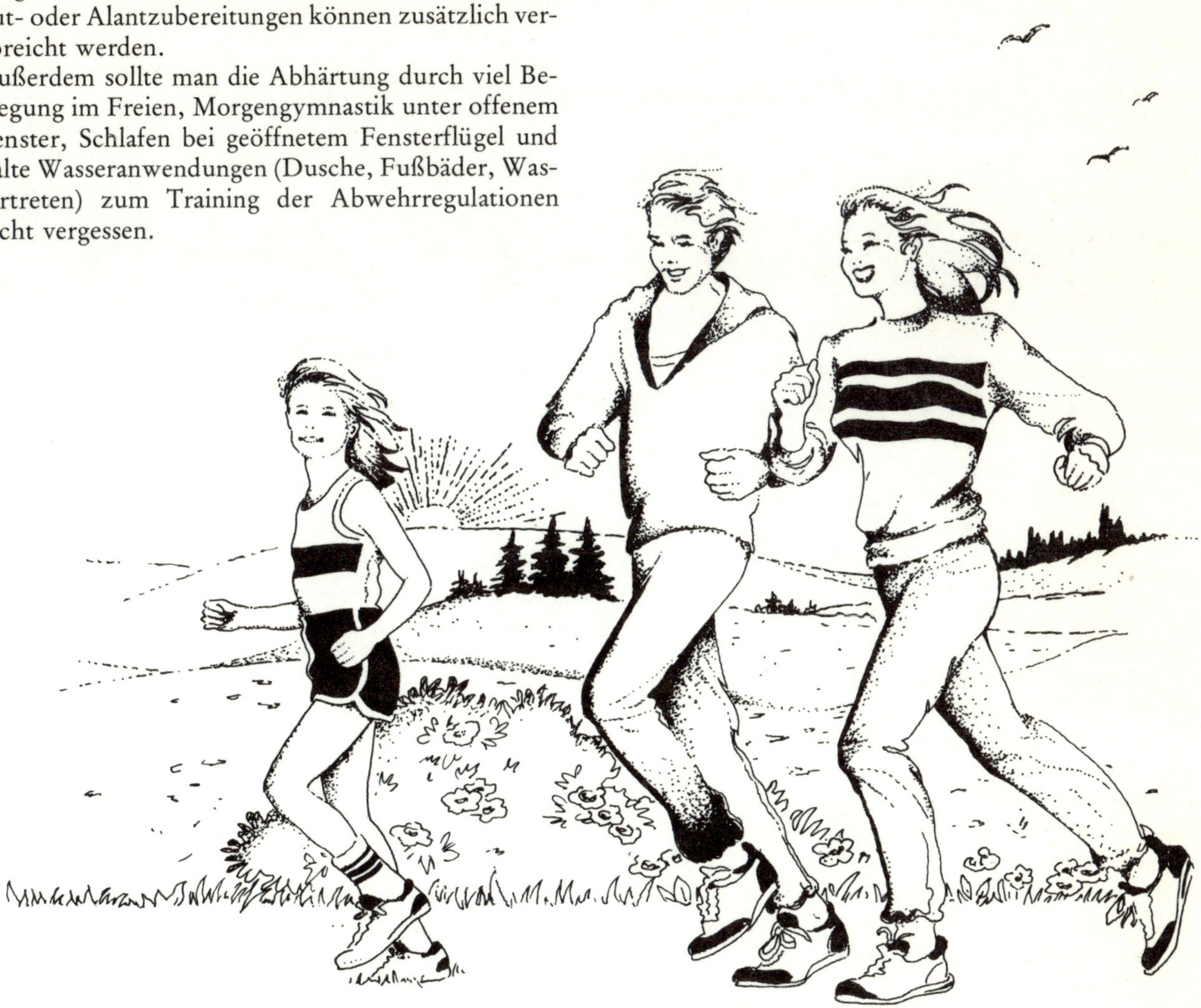

KRÄUTER FÜR DIE VERDAUUNGSORGANE

Akute und vor allem chronische Krankheiten des Verdauungskanals (Magen, Darm) und der Verdauungsdrüsen (Bauchspeicheldrüse, Leber-Gallenblasen-System) treten heute immer häufiger auf. Insbesondere die Fettleber ist auf dem Vormarsch, eine schleichende, besonders gefährliche Krankheit, die unbehandelt nach jahre- bis jahrzehntelangem Siechtum zum Tode führt.
Da der Organismus aus der Verdauung der Nahrung seine Energie und Aufbaustoffe gewinnt, wirken sich solche Störungen nachteilig auf den ganzen Körper und auch auf das Seelenleben aus. Leberkrankheiten zum Beispiel gehen häufig mit Depressionen einher. Verursacht werden Erkrankungen des Verdauungssystems in der Mehrzahl der Fälle durch die falsche Zivilisationskost und den ständig zunehmenden Alkoholkonsum in allen Industriestaaten der Erde.
Die meisten Erkrankungen im Bereich des Verdauungssystems erfordern fachmännische Behandlung. Heilkräuter können allein oder unterstützend angezeigt sein, in einfachen und chronischen Fällen helfen sie oft besser als alle chemischen Medikamente. Zusätzlich können verschiedene Kräuter auch äußerlich in Form von Auflagen auf den Leib angewendet werden.
Bei ernsten Darminfektionen darf man auf chemische Medikamente allerdings trotz zusätzlicher Kräuteranwendung nie verzichten. Sie müssen im eigenen Interesse des Patienten, aber auch zum Schutz der gesunden Umwelt, vollständig ausgeheilt werden, denn ohne richtige Therapie kann auch der scheinbar gesunde Mensch nach überstandener Infektion noch lange Zeit Keime mit dem Stuhl ausscheiden (Dauerausscheider).

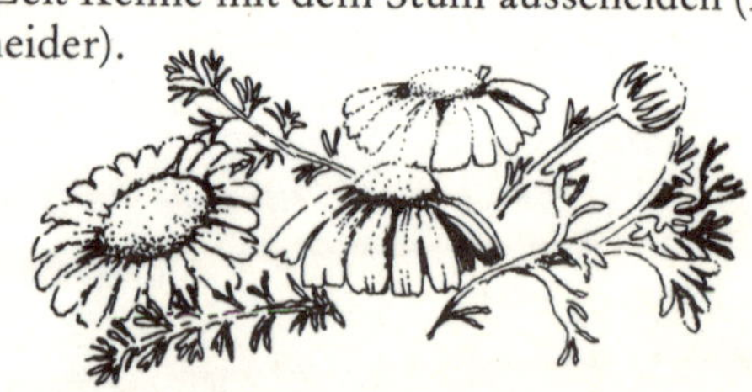

Symptome von Magen-Darm-Störungen

Magen-Darm-Erkrankungen treten oft gemeinsam auf und sind auf Ernährungsfehler, leichtere Infektionen (Darmgrippe) oder Funktionsstörungen aus nervös-seelischer Ursache zurückzuführen. Unbehandelt können auch vermeintlich banale Krankheiten chronisch werden, oder es entstehen Schleimhautgeschwüre, unter Umständen später sogar Krebsgeschwülste. Deshalb darf man nie länger als 2–3 Tage selbst behandeln. Tritt dann noch keine Besserung ein, muß der Fachmann konsultiert werden. Sofortige Untersuchung ist erforderlich, wenn höheres Fieber besteht oder das Allgemeinbefinden von Anfang an stärker beeinträchtigt ist. Dann könnte eine ernste Infektion vorliegen, die vielleicht sogar vom Arzt der Gesundheitsbehörde gemeldet werden muß.

Magenschleimhautentzündung
Akute *Gastritis* entsteht durch Ernährungsfehler (zu fett, ungenügend gekaut, zu heiß oder zu kalt), Alkohol-, Nikotinmißbrauch, Vergiftungen oder Infektionen. Symptomatisch sind Aufstoßen, Völlegefühl, Sodbrennen, Magendrücken, belegte Zunge, Mundgeruch, Widerwillen gegen Speisen und manchmal Erbrechen. Gewöhnlich heilt der Katarrh in 2–3 Tagen aus. Er kann aber auch ins chronische Stadium übergehen. Dann schwächen sich die Symptome zwar ab, aber die Magenschleimhaut beginnt zu schwinden und zu bluten, infolge der ungenügenden Verdauung kommt es zu Mangelkrankheiten, schließlich treten Magengeschwüre auf.

Magengeschwür – Zwölffingerdarmgeschwür
Der Schleimhautdefekt gehört zu den psychosomatischen Krankheiten, an deren Entstehung seelische Ursachen fast immer maßgeblich beteiligt sind. Als zweiter Faktor bei der Entstehung eines Geschwürs kommt die chronische Schleimhautentzündung in Betracht. Meist besteht im Magen eine Übersäuerung, wir kennen aber auch Geschwüre bei Magensäuremangel, die besonders oft zur krebsigen Entartung neigen. Alkohol- und Nikotinmißbrauch, zu stark gewürzte, zu heiße oder kalte und ungenügend gekaute Speisen sind weitere Ursachen, die zum Magengeschwür beitragen können.
Ähnliche Ursachen führen auch zum Zwölffingerdarmgeschwür, das fast immer am Anfang dieses Darmabschnitts gleich hinter dem Magenausgang sitzt.
Magengeschwüre machen sich mit Schmerzen in der Magengrube nüchtern und bald nach dem Essen bemerkbar. Der Schmerz kann in den linken Rücken ausstrahlen. Nicht selten leiden die Patienten aber auch nur unter allgemeinem Krankheitsgefühl, Kopf- und Rückenschmerzen, die besonders häufig erstmals im Frühjahr oder Herbst in Erscheinung treten. Beim Zwölffingerdarmgeschwür besteht Nüchternschmerz und Schmerz 2–4 Stunden nach dem Essen. Er kann ebenfalls in den Rücken ausstrahlen. Sichere Diagnose ermöglicht nur die röntgenologische Untersuchung.

Darmkatarrh – Durchfall
Akute Entzündungen der Darmschleimhaut entstehen meist bei Ernährungsfehlern, durch einfache oder ernste Infektionen (Darmgrippe, Cholera, Ruhr) und Vergiftungen. Vor allem bei Dickdarmentzündungen muß auch an Allergie (Überempfindlichkeit) und seelische Einflüsse gedacht werden. Manchmal entwikkeln sich Darmkatarrhe als Folgekrankheit bei Leber-, Stoffwechselstörungen, Hirnschäden, Sonnenstich und anderen Erstkrankheiten. Der Katarrh kann gleichzeitig auch die Magenschleimhaut betreffen

(Gastroenteritis), sich nur auf Teile des Darms oder den gesamten Magen-Darm-Kanal erstrecken.
Symptomatisch sind Bauchschmerzen, Durchfall, Fieber, manchmal Erbrechen. Chronische Dünn- und Dickdarmentzündungen gehen auch mit Verstopfung und Durchfall im Wechsel einher.
Die akute Krankheit muß so rasch wie möglich vollständig ausgeheilt werden, sonst droht als Folge des Verlustes an Mineralsalzen mit den dünnflüssigen Stühlen ein lebensgefährlicher Mangelzustand. Er kündigt sich meist durch Krämpfe an. Selbstbehandlung ist nur in erkennbar leichten Fällen erlaubt und besteht in Fasten und Kräutertee. Klingen die Beschwerden durch diese Behandlung nicht in 2–3 Tagen vollständig ab, dann muß unbedingt der Fachmann konsultiert werden.

Heiltees für Magen und Darm

Im Vordergrund aller therapeutischen Maßnahmen bei Magen-Darm-Katarrhen steht das Teefasten für 2 Tage. Dazu eignen sich entzündungshemmende, gerbsäurereiche, desinfizierende Kräuter. Sie werden möglichst ungesüßt eingenommen. Auf andere Getränke und feste Nahrung verzichtet man am besten vollkommen. Die folgenden Heilpflanzen bewähren sich bei Katarrhen besonders gut.

Eichenrinde. Sie enthält reichlich Gerbsäure, die Magen- und Darmschleimhäute »zusammenzieht« und eine oberflächliche Schutzschicht bildet, unter der die Entzündung abheilen kann. Auch Magengeschwüre werden auf diese Weise günstig beeinflußt. Zur Abkochung gibt man 2 Teelöffel Rinde auf 1/4 l kaltes Wasser, kocht einige Minuten auf und nimmt täglich 2–3 Tassen ein. Gegen Durchfälle bewährt sich die Eichenrindenabkochung mit 1 Teelöffel auf 1 Glas ebenfalls gerbsäurehaltigen Rotweins.

Kamillenblüten. Die entzündungshemmenden, bakterienfeindlichen, schmerz- und krampflindernden Wirkstoffe der Kamille empfehlen sie als Basistherapie bei allen Magen-Darm-Leiden. Tee muß als Aufguß mit 2 Teelöffeln Droge auf 1 Tasse siedendes Wasser zubereitet werden und soll 10 Minuten ziehen. Erst beim Erhitzen wird der Hauptwirkstoff der Kamille aus der inaktiven Vorstufe Proazulen in das wirksame Cham-Azulen umgewandelt. Die Tagesdosis beträgt 3 Tassen.
Gegen chronische Magenschleimhautentzündungen oder Magengeschwüre empfiehlt es sich, die Teebehandlung durch Kamillen-*Rollkuren* zu unterstützen. Dazu bereitet man mit 2 Eßlöffeln Kamillenblüten auf 1/4 l kochendes Wasser den Aufguß zu und trinkt nüchtern zunächst die Hälfte. Dann legt man sich 5 Minuten auf den Rücken. Jetzt nimmt man wieder einen Schluck Tee und legt sich 5 Minuten auf die linke Seite. Ehe man sich danach für 5 Minuten auf den Bauch dreht, trinkt man erneut einen Schluck Tee. Den Rest gibt man, ehe man sich zum Abschluß für 5 Minuten auf die rechte Seite wendet. Auf diese Weise benetzt der Tee die gesamte Magenschleimhaut und fördert die Heilung. In schweren Fällen wiederholt man die Rollkur abends vor dem Schlafengehen etwa 3 Stunden nach der letzten Mahlzeit. Die Behandlung soll kurmäßig mehrere Wochen lang durchgeführt werden.

Pfefferminze. Auch diese Heilpflanze zeichnet sich durch ihre schmerz- und krampflindernde Wirkung im Bereich der Verdauungsorgane aus. Außerdem desinfiziert sie den Verdauungskanal, regt Leber,

Gallenblase und Stoffwechsel an, fördert die Verdauung und normalisiert erhöhte Magensäurewerte. Zusammen mit Kamillentee kann die Pfefferminze deshalb zum Teefasten bei akuten Magen-Darm-Katarrhen sehr empfohlen werden. Die Behandlung chronischer Erkrankungen erfolgt nach Verordnung des Therapeuten, denn länger als 2–3 Wochen darf Pfefferminztee grundsätzlich nicht getrunken werden, sonst drohen Schleimhautreizungen. Erst nach einer Pause von 2 Wochen ist die erneute Einnahme wieder für 2–3 Wochen erlaubt – es sei denn, der Arzt hat die dauernde Einnahme ausdrücklich verordnet. Die Zubereitung erfolgt als Aufguß mit 1 Teelöffel Blätter auf 1/4 l kochendes Wasser, Tagesdosis 3 Tassen.
Als Bestandteil von Teemischungen kann man Pfefferminze auch längere Zeit einnehmen, weil die Einzeldosis dann geringer ist.

Schafgarbe. Im Volksmund kennt man die Schafgarbe auch als »Bauchwehkraut«, ein deutlicher Hinweis auf gute Erfahrungen bei Erkrankungen der Verdauungsorgane. Sie enthält Azulen wie die Kamille, ferner Gerbsäure, Bitterstoffe, Kieselsäure und Spurenelemente. Heilanzeigen sind Magen-Darm-Katarrhe und die daraus resultierenden Verdauungsstörungen und schmerzhaften Koliken. Dauergebrauch ist nicht erlaubt, und die Tagesdosis muß strikt eingehalten werden, sonst drohen unangenehme Vergiftungserscheinungen.
Die Zubereitung erfolgt mit 2 Teelöffeln Schafgarbe auf 1 Tasse siedendes Wasser. Davon trinkt man täglich 2 Tassen. Auch als Bestandteil verschiedener Teemischungen kann Schafgarbe empfohlen werden.

Tausendgüldenkraut. Die bittere Droge hat in der Medizin seit zwei Jahrtausenden nichts an Bedeutung eingebüßt. Neben anderen Heilanzeigen, die an dieser Stelle bedeutungslos sind, wirkt sie gut bei Magenkatarrhen und anderen Verdauungsbeschwerden, die vom Magen ausgehen. Auch die Leber-Gallenblasen-Funktionen und der Stoffwechsel werden angeregt. Deshalb ermöglicht Tausendgüldenkraut eine umfassende Therapie vieler Verdauungsstörungen.
Den Tee bereitet man auf zwei Arten zu. Zum Aufguß setzt man 1 Teelöffel des Krauts auf 1 Tasse siedendes Wasser an. Statt dessen kann man auch die gleiche Dosis mit 1 Tasse kaltem Wasser 8–10 Stunden ziehen lassen. Davon trinkt man täglich 2–3 Tassen.

Thymian. Er zeichnet sich durch seine stark desinfizierende Wirkung im Darm aus, die ohne Gefahr von Nebenwirkungen auf die wichtige Darmflora bleibt. Außerdem enthält er Gerbstoffe und Bittersubstanzen mit entzündungshemmender, verdauungsfördernder Wirkung. Deshalb kann der Tee bei bakteriellen und Viruserkrankungen des Verdauungskanals empfohlen werden. Er hilft besonders bei durch andere Arzneimittel kaum noch zu beeinflussenden Darmschleimhautentzündungen überraschend gut. Zusätzlich kann man Thymian noch als verdauungsförderndes Gewürz verabreichen.
Zu Heilzwecken bereitet man mit 1 Teelöffel Thymian auf 1 Tasse siedendes Wasser den Aufguß zu und trinkt täglich 2 Tassen davon.

Tormentill (Ruhrwurz). Ähnlich wie die Eichenrinde enthält die Ruhrwurz zahlreiche Gerbstoffe. Deshalb beseitigt sie Katarrhe von Magen und Darm, wirkt mild antibiotisch, stillt bei chronischen Magen-Darm-Katarrhen die Blutungen und soll sogar Fieber als Begleiterscheinung normalisieren (noch nicht sicher nachgewiesen).

Der Tee wird als Abkochung mit 2 Teelöffeln zerkleinerter Wurzel auf 1 Tasse kaltes Wasser zubereitet und muß kurz aufkochen. Davon nimmt man täglich bis zu 3 Tassen ein. Meist tritt die Wirkung bald ein.

Bewährte Kräutermixturen
Zur raschen Ausheilung akuter und zur Langzeitbehandlung chronischer Magen-Darm-Erkrankungen bewähren sich Kräutermischungen aus entzündungshemmenden, desinfizierenden und gerbenden Heilpflanzen gut. Sie bekämpfen die Krankheit gleichzeitig von mehreren Seiten und fördern allgemein die Verdauungsfunktionen. Gebräuchlich sind zum Beispiel folgende Rezepte, die bei akuten Katarrhen zum Teefasten für 2 Tage verwendet werden sollen.

- je 3 Teile Kamille und Thymian, 2 Teile Schafgarbe, je 1 Teil Tausendgüldenkraut und Tormentill. Auf 1 Tasse siedendes Wasser gibt man 2 Teelöffel der Mischung, läßt 10 Minuten ziehen und trinkt täglich 3 Tassen.

- Diese Mischung bewährt sich vor allem bei Katarrhen mit stärkeren Koliken: 4 Teile Kamille, 3 Teile Pfefferminze, je 2 Teile Schafgarbe und Tausendgüldenkraut. Mit 2 Teelöffeln Mischung auf 1 Tasse siedendes Wasser bereitet man den Aufguß zu, Tagesdosis in akuten Fällen bis zu 4 Tassen, schluckweise über den Tag verteilt, sonst 2–3 Tassen.

- Gut wirksam bei stärkerem Durchfall ist folgende Mischung: Je 1 Teil Eichenrinde und Tormentill, davon 2 Teelöffel auf 1 Tasse kaltes Wasser geben, kurz aufkochen lassen und für etwa 15 Minuten zum Ziehen zur Seite stellen. In dieser Zeit aus je 2 Teilen Kamille und Thymian mit 1 Teil Schafgarbe einen Aufguß zubereiten. Er wird aus 2 Teelöffeln der Mischung pro Tasse siedendes Wasser hergestellt. Dann mischt man die beiden Tees und trinkt täglich bis zu 3 Tassen.

- Stehen Durchfall und Erbrechen im Vordergrund der Beschwerden, bereitet man folgende Mischung: 4 Teile Pfefferminze, 3 Teile Melisse, je 2 Teile Kamille und Tormentill. Mit 2 Teelöffeln der Mischung auf 1 Tasse siedendes Wasser bereitet man den Aufguß zu, Tagesdosis bis zu 4 Tassen.

Spezialrezepte bei Magengeschwüren
Die bisher genannten Kräuter können Magen- und Zwölffingerdarmgeschwüre zwar gut beeinflussen, oft bedürfen diese Erkrankungen aber einer besonderen Therapie. Unter Umständen müssen nach Anweisung des Therapeuten zusätzlich noch die seelischen Ursachen behandelt werden, ehe vollständige Heilung möglich ist.

Kräuter für Herz und Kreislauf: Beinwell.

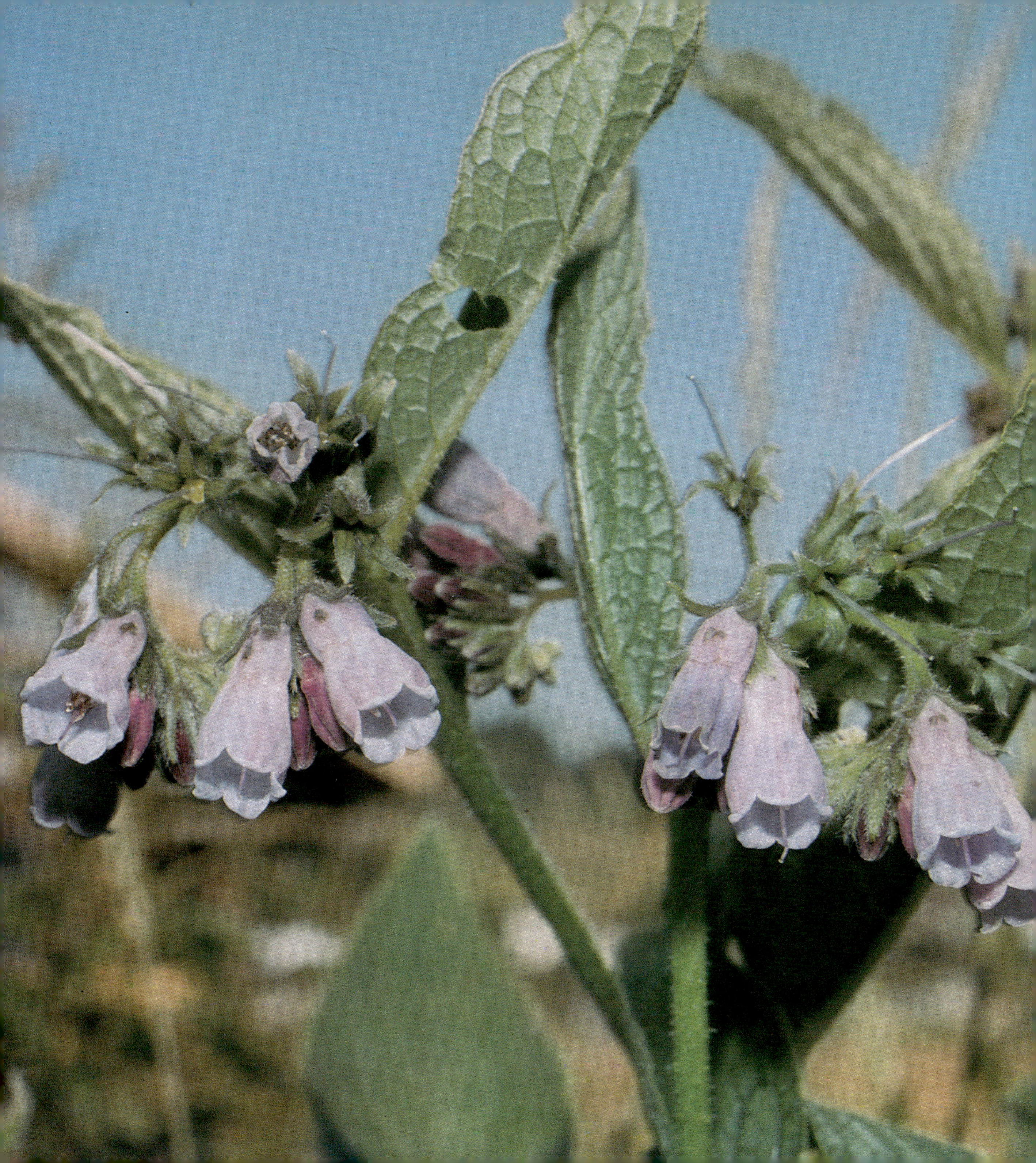

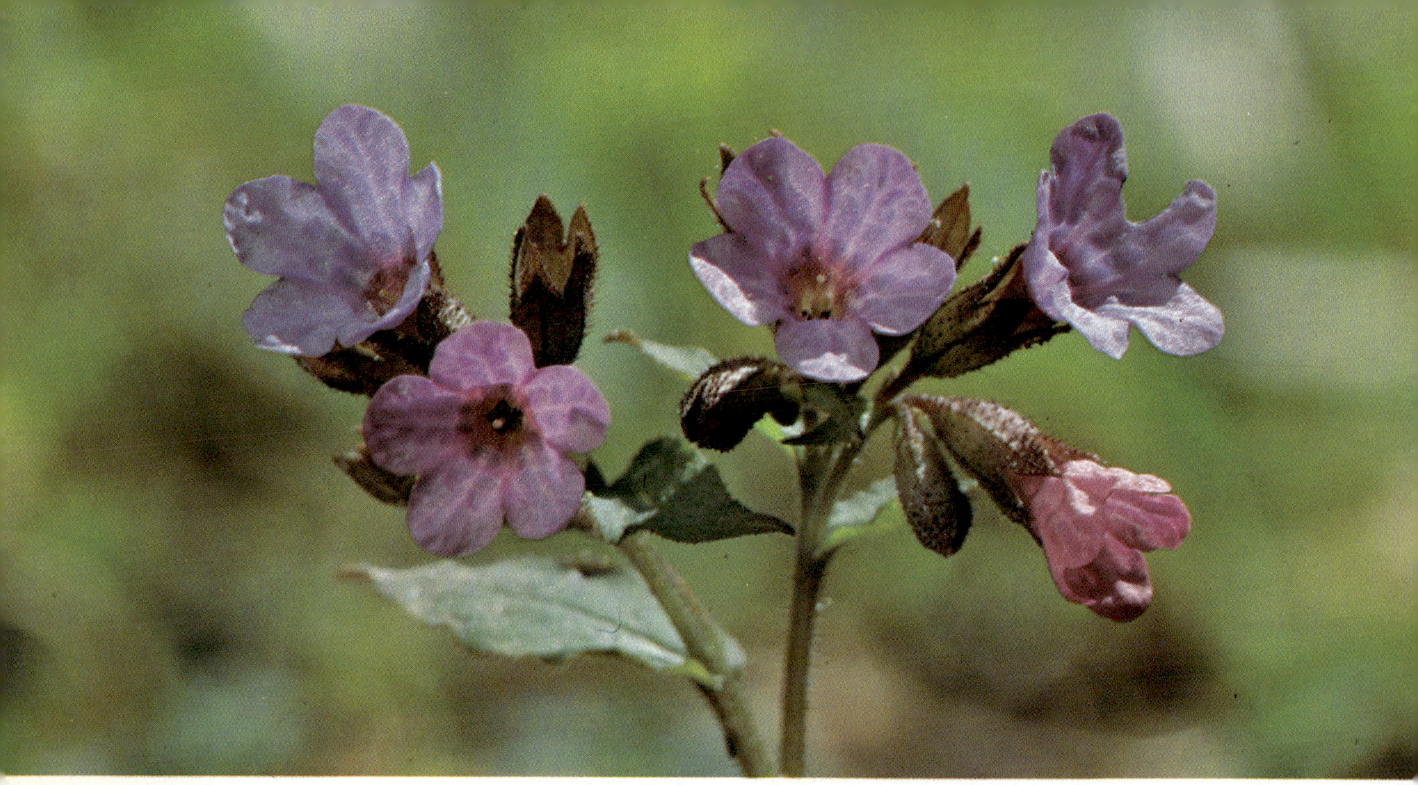
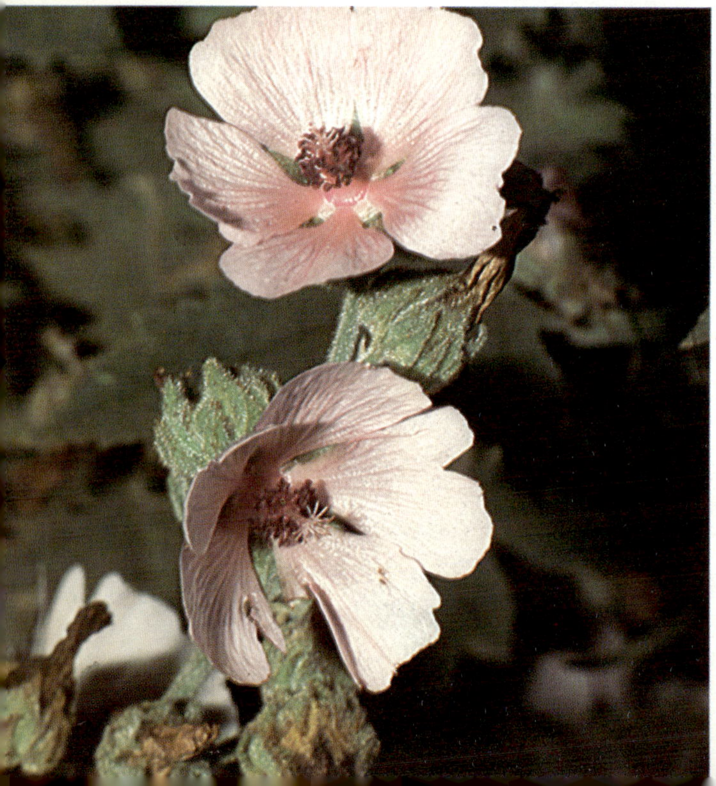
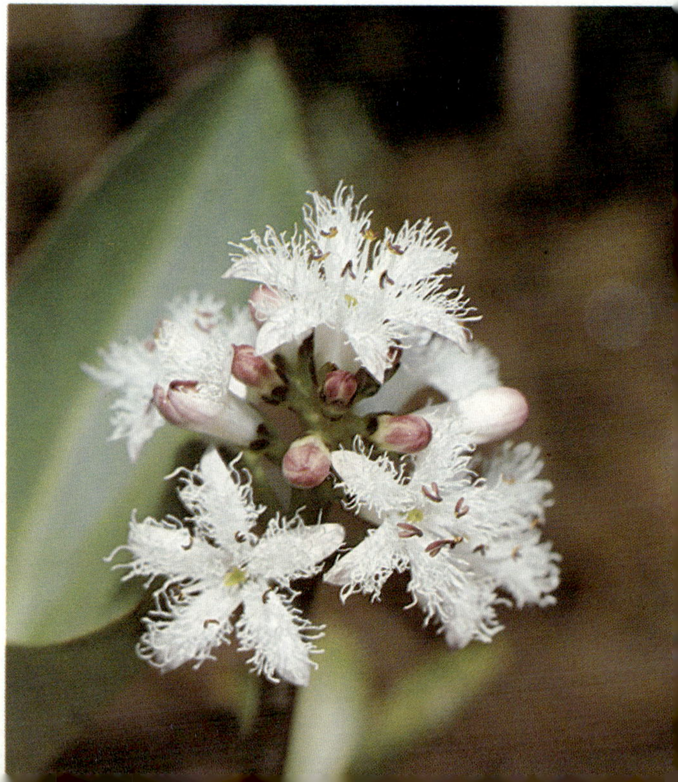

Gut bewährt haben sich bei Geschwürleiden Kartoffeln, Kohl oder Lakritze. Frisch ausgepreßter *Kartoffelsaft* enthält ebenso wie der *Wirsingkohlsaft* einen besonderen Faktor gegen Geschwüre. Beim Erhitzen wird er aber zerstört. Deshalb verwendet man stets nur den im Haushalt frisch ausgepreßten oder (besser) den in einem Spezialverfahren gewonnenen, haltbar gemachten Saft aus dem Reformhaus. Er wird kurmäßig nach Gebrauchsanweisung (teelöffelweise) eingenommen und wirkt selbst bei chronischen Magenschleimhautentzündungen und -geschwüren noch gut. Überdosierung von Kartoffelsaft ist zu vermeiden, denn rohe Kartoffeln enthalten den Giftstoff Solanin. Deshalb ist Vorsicht geboten. Kohlsaft kann zur Blähsucht führen, der man durch »Windtee« vorbeugt.
Die *Lakritzen-*(Süßholz-)*wurzel,* vor allem als Naschwerk für Kinder bekannt, enthält einen Anti-Geschwür-Faktor, der ähnlich wie das Nebennierenhormon Cortison wirkt. Es wird auch in der Schulmedizin in chemisch reiner Form verwendet, aber oft von ernsten Nebenwirkungen begleitet. Diese sind in abgeschwächter Form bei Langzeittherapie mit höheren Dosen auch von der Lakritze zu befürchten. Aus diesem Grund gebraucht man die Heilpflanze nur in fertiger Zubereitung aus der Apotheke genau nach Verordnung des Therapeuten in den Fällen, die auf keine andere Behandlung mehr ansprechen. Selbst dann darf man meist noch überraschende Besserung erwarten.

Kräuter für die Atmungsorgane: Lungenkraut (oben), Eibisch (unten links), Fieberklee (unten rechts).

Abführende Kräutermischungen

Bewegungsmangel und verfeinerte, schlackenarme Kost, zwei verbreitete »Sünden« unseres Alltags, führten dazu, daß die Stuhlverstopfung zur wahren »Zivilisationsseuche« geworden ist. Dem entspricht der ständig steigende Gebrauch von Abführmitteln und die große Zahl von Patienten, die durch Mißbrauch dieser Arzneimittel in ihrer Gesundheit geschädigt wurden.
Grundsätzlich gibt es kein pflanzliches oder chemisches Abführmittel, das bei Langzeitgebrauch frei von unerwünschten Folgen bleibt. Die einzige Möglichkeit, der Darmträgheit ohne Gefahr vorzubeugen, ist die Reform falscher Eßgewohnheiten, also mehr schlackenreiche Rohkost zu jeder Mahlzeit, bei Bedarf unterstützt durch Diät-Weizenkleie aus dem Reformhaus oder Leinsamen. Beide wirken auf natürliche Weise ohne Nebenwirkungen darmregulierend. Auf alle anderen abführenden Drogen verzichtet man am besten ganz oder verwendet sie allenfalls einmal vorübergehend, wenn die Stuhlentleerung trotz richtiger Ernährung nicht gelingt, aber niemals länger als 3–5 Tage ununterbrochen. Wenn die Verstopfung danach nicht vollständig überwunden ist, sollte unbedingt der Arzt oder Heilpraktiker aufgesucht werden. Fachmännische Hilfe ist auch dann erforderlich, wenn längere Zeit Abführmittel eingenommen werden, um die »Entwöhnung« einzuleiten.
Abgesehen von richtiger Ernährung fördert Bewegung im Freien zusätzlich die Darmentleerung. Ferner muß man den Darm zur Pünktlichkeit »erziehen«, also jeden Tag zur gleichen Zeit zur Toilette gehen, auch wenn kein Stuhldrang besteht. Dabei darf man nie unter Zeitdruck stehen, sonst verkrampft sich der Darm, und die Stuhlentleerung wird erschwert. Zur vorübergehenden Behandlung akuter Stuhlver-

stopfung eignen sich neben Leinsamen vor allem Faulbaum und Sennesblätter. Leinsamen können auch dauernd eingenommen werden. Spastische Obstipation als Folge übermäßiger, krampfhafter Darmbewegungen erfordert eine Mischung aus mild abführenden, beruhigenden und krampflösenden Drogen. Ausschließliche Einnahme von abführenden Tees führte in solchen Fällen nämlich zur noch mehr gesteigerten Darmtätigkeit.

Faulbaumrinde. Die Faulbaumrinde darf erst nach einjähriger Lagerung zu Heilzwecken verabreicht werden, frische Rinde erzeugt Brechreiz. Überdosierung führt zu Vergiftungen mit blutigem Durchfall und Nierenschäden, bei Schwangeren kann es zu Fehlgeburten kommen. Sie sollten Faulbaum nur mit Erlaubnis des die Schwangerschaft überwachenden Arztes einnehmen.
Die Tagesdosis beträgt 5–15 g, je weniger, desto besser. Sie wird am besten als Kaltauszug mit 1–2 Teelöffeln Rinde auf 1 Tasse kaltes Wasser zubereitet und muß 12 Stunden kalt ziehen. Zur Abkochung gibt man die gleiche Menge für 6–8 Stunden auf 1 Tasse kaltes Wasser und kocht dann kurz auf. Entweder trinkt man abends 1 Tasse aus 2 Teelöffeln Droge oder abends und am nächsten Morgen je 1 Tasse mit 1 Teelöffel Rinde. Statt dessen kann man den Tee auch schluckweise über den Tag verteilt einnehmen.

Leinsamen. Der Leinsamen bewirkt eine natürliche Regulierung der Stuhlentleerung und kann deshalb auch zum Langzeitgebrauch empfohlen werden. Einfachste Form der Anwendung ist der regelmäßige Verzehr von Leinsamenbrot. Statt dessen kann man auch die ganzen, über Nacht in kaltem Wasser eingeweichten Leinsamen verwenden. Anfangs gibt man täglich 3mal 2 Eßlöffel Körner zu den Hauptmahlzeiten, nach 7–10 Tagen geht man auf 3mal 1 Eßlöffel oder 2 Eßlöffel Samen nur am Morgen nüchtern zurück. Der Tee wirkt bei Stuhlverstopfung nicht immer ausreichend, deshalb sollen hier nur die eingeweichten Leinsamen vorgestellt werden. Die Behandlung erfolgt kurmäßig mindestens 2 Monate lang oder dauernd zur Vorbeugung.
Wohlschmeckender als Leinsamen in Wasser sind Mischungen mit Honig und gesäuerten Milchprodukten (Joghurt, Quark, Sauermilch), die gleichzeitig günstig die Darmbakterien (Darmflora) beeinflussen.

Sennesblätter. Sie enthalten mild abführende Wirkstoffe, die denen in der Faulbaumrinde entsprechen, darüber hinaus ein Harz, das zu Krämpfen führen kann. Daher verwendet man stets den entharzten Tee aus dem Fachgeschäft. Die Zubereitung erfolgt als Aufguß mit 1 Teelöffel Blätter auf 1 Tasse kochendes Wasser. Diesen Tee trinkt man kalt, Tagesdosis je nach Bedarf 1–2 Tassen. Dauergebrauch ist nicht erlaubt, das gilt auch für fertige Sennezubereitungen.

Abführende Kräutermischungen

Zur Entkrampfung des Darms und Normalisierung der Stuhlentleerung und anderer Verdauungsfunktionen eignen sich Teemischungen meist besser als einzelne Kräuter. Empfehlenswert sind zum Beispiel die folgenden Mixturen:

- je 3 Teile Faulbaum und Sennesblätter, je 2 Teile Anis, Kümmel und Fenchel, je 1 Teil Pfefferminze und Tausendgüldenkraut. Auf 1 Tasse kaltes Wasser gibt man 1 Teelöffel dieser Mischung, kocht kurz auf und trinkt abends 1–2 Tassen.

- 2 Teile Faulbaum, je 1 Teil Fenchel, Kamille und Pfefferminze. Man bereitet mit 1 Teelöffel Mischung pro Tasse siedendes Wasser den Aufguß zu, süßt mit Milchzukker (mild abführend, reguliert die Darmflora) und trinkt abends 1–2 Tassen.
- je 4 Teile Faulbaum und Kamille, je 3 Teile Wacholderbeeren und Leinsamen, je 2 Teile Sennesblätter, Melisse und Brunnenkresse, je 1 Teil Brennessel, Löwenzahn und Rhabarberwurzelpulver. Am Abend überbrüht man 1 Eßlöffel dieser Mischung mit heißem (nicht mehr kochendem) Wasser und läßt über Nacht ziehen. Morgens kocht man kurz auf, süßt mit Milchzucker und trinkt täglich $1/4$–$1/2$ l Tee schluckweise über den Tag verteilt. Dieser Tee wirkt gleichzeitig blutreinigend.

Abführmittel gleich welcher Art dürfen niemals bei Darmverschluß angewendet werden. Schwangere sollten sie immer nur mit Erlaubnis ihres Arztes einnehmen, besser aber durch richtige Ernährung für regelmäßige Stuhlentleerung sorgen.

Warnzeichen der Leber-Gallenblasen-Leiden

Alle Erkrankungen der Leber und Gallenblase erfordern fachmännische Therapie. Heilpflanzen bewähren sich meist gut zur unterstützenden Behandlung vor allem auch in chronischen Fällen, müssen aber in Absprache mit dem Therapeuten verwendet werden. Unentbehrlich ist die zusätzliche Leber- oder Gallendiät, die der Fachmann bestimmt.

Als schleichende Krankheiten verlaufen Leber-Gallen-Leiden oft symptomarm und werden lange Zeit nicht beachtet. Gallenblasenentzündungen und -steine machen sich vor allem durch chronischen Druck unter dem rechten Rippenbogen und gelegentlich auch leichtes Fieber bemerkbar, begleitet von allgemeinen banalen Verdauungsstörungen. Manchmal besteht Gelbsucht, die unter Umständen nur am Weißen der Augen erkennbar ist. Auch Erbrechen oder ständiger Brechreiz können auftreten.

Heftige, charakteristische Schmerzen entstehen dann, wenn sich die chronisch entzündete Gallenblase verkrampft oder ein Gallenstein in den Gallengängen eingeklemmt wird. Solche Koliken gehören zu den heftigsten Schmerzen, die ein Mensch ertragen muß, und erfordern rasche ärztliche Hilfe. Die Gallenblase kann aber auch vereitern und dann ohne sachgemäße Behandlung in die Bauchhöhle durchbrechen. Daraus entsteht eine lebensgefährliche Bauchfellentzündung. Auf Vereiterung weisen meist höheres Fieber und stärkere Schmerzen hin.

Erkrankungen der Gallenblase betreffen Frauen ungleich häufiger als Männer. Aus chronischen Erkrankungen kann Gallenblasenkrebs entstehen. Deshalb müssen solche Krankheiten konsequent vollständig ausgeheilt werden. Gelingt das nicht, empfiehlt sich manchmal die operative Entfernung der Gallenblase.

Leberleiden wirken sich besonders deutlich auf das Allgemeinbefinden aus, denn die Leber erfüllt im Körper über 500 verschiedene, zum Teil lebenswichtige Funktionen. Oft machen sich Erkrankungen der Leber durch ausgeprägte allgemeine Schwäche und Mattigkeit bemerkbar. Hinzu kommen ähnlich wie bei Gallenkrankheiten Druck oder Schmerzen unter dem rechten Rippenbogen. Weitere mögliche Warnzeichen sind Schwellungen der Leber mit von außen tastbarer Vergrößerung, Gelbsucht mit Hautjucken,

allgemeine Verdauungsstörungen, wie Fettunverträglichkeit, Appetitmangel (manchmal im Wechsel mit Heißhunger), Blähungen und Völlegefühl, rote Verfärbung der Handinnenflächen an der Kleinfingerseite und erweiterte kleinste Arterien (Lebersternchen) auf Brust, Rücken, Armen und im Gesicht.
Bei solchen unspezifischen, andauernden Symptomen muß immer bald der Fachmann konsultiert werden, denn nur er kann die Ursachen diagnostizieren und danach die geeignete Therapie verordnen. Unsachgemäß oder nicht behandelt gehen Leberleiden oft in Leberschwund über und enden nach Jahrzehnten tödlich. Bei Vergiftungen kann es sogar zum akuten Leberzellschwund innerhalb weniger Tage mit oft tödlichem Ausgang im Leberkoma kommen.
Heilpflanzen unterstützen die Behandlung von Lebererkrankungen oft sehr wirkungsvoll und genügen unter Umständen auch allein zur Ausheilung, wenn sie lange genug unter fachmännischer Verlaufskontrolle eingenommen werden.

Kräuter für Leberkranke

Im Grunde wirken alle chemischen Arzneimittel als Giftstoffe und müssen von der Leber zu unschädlichen, ausscheidungsfähigen Stoffwechselprodukten verarbeitet (entgiftet) werden. Die kranke Leber kann diese Entgiftungsfunktion oft nicht mehr ausreichend erfüllen. Zusätzliche Belastungen durch Medikamente können die Krankheit deshalb unter Umständen verschlimmern.
Aus diesem Grund bewähren sich gerade zur Langzeittherapie von Leberleiden die unschädlichen Heilpflanzen oft besser. Vorübergehend können natürlich nach ärztlicher Verordnung durchaus auch einmal chemische Medikamente erforderlich werden, das hängt stets vom Einzelfall ab. Selbstbehandlung von Leberleiden mit chemischen Mitteln ist aber ebenso strikt untersagt wie die Einnahme von Medikamenten gegen andere Krankheiten, die nicht ausdrücklich vom Arzt verordnet wurden. Auch alle anderen Giftstoffe sind streng zu meiden, vor allem das »Lebergift« Alkohol.
Wir kennen zahlreiche Heilkräuter gegen Leberkrankheiten, die selbst in schweren Fällen noch Besserung bringen. Die Mariendistel zum Beispiel stellte in klinischen Versuchen zweifelsfrei ihre ausgezeichnete Wirksamkeit unter Beweis. Kein einziger Patient mit Knollenblätterpilzvergiftung verstarb bisher, der mit fertiger Mariendistelzubereitung behandelt wurde, obwohl diese Vergiftung sonst durch raschen Schwund der Leberzellen oft zum Tod führt.
Im allgemeinen wird der Therapeut Lebererkrankungen mit fertigen Kräuterspezialitäten behandeln, die stets gleichbleibende (standardisierte) Wirkstoffmengen enthalten. Nur mit seiner Erlaubnis verabreicht man ausnahmsweise auch den Kräutertee.

Artischocken. Sie werden stets in fertiger Zubereitung nach Gebrauchsanweisung verabreicht. Heilanzeigen sind Leber- und Gallenblasenleiden. Die Droge regt die Leber zur vermehrten Produktion von Galle an und steigert den Leberstoffwechsel, also auch die Entgiftung. Gleichzeitig wird die Harnausscheidung vermehrt, was die vermehrte Entgiftungsarbeit der Leber wirksam unterstützt.
Fertige Artischockenspezialitäten verwendet man zur Langzeittherapie nach Verordnung. Zusätzlich kann man Artischocken zwischendurch als schmackhafte Vorspeise anrichten. Rezepte dazu findet man in jedem guten Kochbuch. Verwendet werden nur die unteren Fruchblätter und der fleischige Boden mit passender Soße.

Benediktenkraut. Das distelähnliche Kraut enthält wie die Artischocke reichlich Bitterstoffe zur Leber- und Gallenblasenanregung. Heilanzeigen sind Leber- und Gallenblasenerkrankungen mit begleitenden Verdauungsstörungen, zum Beispiel Appetitmangel, Blähungen, Krämpfe und Völlegefühl. Nicht angezeigt ist die Droge bei zu reichlicher Magensäureproduktion oder Verschluß der Gallenwege durch Steine, ansonsten bestehen keine Gegenanzeigen. Überdosierung kann zu Brechreiz führen.
Wenn der Fachmann keine fertigen Spezialitäten verordnet, bereitet man den Aufguß aus 5 g Droge auf 1/4 l kochendes Wasser zu und trinkt täglich 2 Tassen.

Löwenzahn. Das Wildkraut gehört seit alters her zu den Standardheilpflanzen gegen Leber-Gallenblasen-Leiden. Die Behandlung sollte kurmäßig mindestens 4 Wochen dauern, bei Bedarf auch länger. Zubereitet wird der Tee aus 1 Teelöffel Kraut pro Tasse kochendes Wasser, Tagesdosis 2–3 Tassen. Statt dessen kann auch der stabilisierte Frischpreßsaft aus dem Reformhaus empfohlen werden. Davon nimmt man täglich 2 oder 3 Eßlöffel jeweils in der 6fachen Menge kaltem Wasser ein.
Wer Löwenzahn im eigenen Garten sammeln kann, verwendet von März bis Mai die frischen Blätter zum wohlschmeckenden Kräutersalat mit Quark oder Joghurt.

Mariendistel. Sie gilt nach klinischen Untersuchungen zu Recht als eine unserer wichtigsten Heilpflanzen gegen Leberleiden jeder Art. Gleichgültig, ob eine Leberentzündung, Funktionsschwäche, Vergiftung mit Leberschaden oder Zirrhose (Leberzellschwund) besteht, die Mariendistel ist fast immer allein oder zusätzlich angezeigt und lindert bei Langzeitgebrauch auch chronische, schwere Leberleiden noch zufriedenstellend. Normalerweise nimmt man allerdings die fertigen Zubereitungen mit standardisiertem Wirkstoffgehalt ein, denn nur bei gleichbleibender Zufuhr des Hauptwirkstoffs Silymarin kann die Wirkung zuverlässig erwartet werden. Ausnahmsweise darf die Droge nach Verordnung auch als Tee verabreicht werden. Man bereitet ihn als Aufguß mit 2 Eßlöffeln Kraut pro Tasse siedendes Wasser zu und trinkt täglich 3 Tassen. Nebenwirkungen sind auch bei Langzeitgebrauch nicht zu erwarten.

Wacholder. Die Beeren des im Volksmund als *Machandel* bekannten Zypressenbaums unterstützen die Therapie von Leberleiden. Insbesondere die harntreibende, entgiftende Wirkung und die Anregung des Stoffwechsels kommen dem Leberkranken zugute. Darüber hinaus lindert Wacholder Appetitmangel, Blähungen und andere Verdauungsstörungen als Begleiterscheinung der Leberkrankheit, steigert die körpereigenen Abwehrkräfte und ganz allgemein die Lebenskraft der Patienten.
Wacholdertee bereitet man als Abkochung mit 1 Teelöffel Beeren oder fein zerschnittenem Holz auf 1 Tasse kaltes Wasser zu. Der Tee muß kurz aufkochen, die Tagesdosis beträgt 3–4 Tassen. Statt dessen kann man auch getrocknete Wacholderbeeren kauen, gewöhnlich 7–10 am Tag für 4–6 Wochen. Besonders gut bewährt sich oft die ein- und ausschleichende Dosierung nach Pfarrer Kneipp. Am 1. Tag kaut man 4 Beeren, danach jeden Tag 1 Beere mehr, bis man am 12. Tag bei 15 Beeren ankommt. Ab dem 13. Tag gibt man jeden Tag wieder 1 Beere weniger und beendet die Kur am 23. Tag wieder mit 4 Beeren.
Äußerlich kann Wacholder zur Stoffwechselanregung als Voll- oder Teilbad 1- bis 3mal wöchentlich empfohlen werden. Dazu setzt man dem Badewasser die Abkochung aus 50–100 Beeren auf 1/2–1 l kaltes Was-

ser zu, die kurz aufkochen muß. Herz-Kreislauf-Kranke sollten Bäder nur mit Erlaubnis des Therapeuten durchführen.
Strikt zu meiden ist der Wacholder bei Nierenerkrankungen. Gesunde dürfen die Tagesdosis und die Beschränkung der Kur auf maximal 6 Wochen nicht mißachten, sonst drohen Nierenreizungen als Nebenwirkung. Die Gegenanzeigen und Beschränkungen gelten auch für Wacholderbäder.

Wermut. Der bittere, bei Überdosierung oder Dauergebrauch giftige Wermut regt die Funktion von Leber und Gallenblase an und verbessert die Verdauungsstörungen, die Krankheiten des Leber-Gallen-Systems fast immer begleiten. Er sollte aber nie länger als 2–3 Wochen ununterbrochen eingenommen werden. Nierenkranke und Schwangere befragen vor der Anwendung unbedingt den Therapeuten, um unerwünschten Nebenwirkungen vorzubeugen.
Die Zubereitung erfolgt als Aufguß mit 1 Teelöffel Droge auf 1 Tasse siedendes Wasser. Die Tagesdosis beträgt nur 1 Tasse und wird schluckweise in größeren Abständen getrunken.
Zur Behandlung von Leber-Gallen-Leiden ungeeignet sind Wermutwein und Liköre, da bei solchen Erkrankungen Alkohol immer strikt zu meiden ist.
Neben den hier empfohlenen Kräutern kommen bei Leberleiden unterstützend auch noch die weiter vorne schon (bei Magen und Darm) genannten Heilpflanzen in Betracht. Gut bewähren sich vor allem noch Pfefferminze, Schafgarbe und Tausendgüldenkraut. Fast alle beeinflussen auch Gallenblasenerkrankungen günstig. Einige für die Gallenblasenfunktionen besonders gut geeignete Heilpflanzen lernen wir im nächsten Kapitel noch ausführlicher kennen.

Leber-Teemischungen
Umfassender wirksam und deshalb oft dem Einzeltee vorzuziehen sind Teemischungen für die Leber. Wenn der Therapeut keine fertigen Heilkräuterspezialitäten verordnet hat, können zum Beispiel die folgenden Mischtees eingenommen werden.

- je 5 Teile Benediktenkraut, Löwenzahn und Wermut, 4 Teile Kamille, je 3 Teile Artischockenblätter und Pfefferminze, je 2 Teile Fenchel und Rosmarin, je 1 Teil Erdrauch, Faulbaum, Majoran und Rhabarberwurzelpulver. Mit 2 Teelöffeln der Mischung bereitet man 1 Tasse Aufguß zu, die Tagesdosis beträgt 3 Tassen.

- 4 Teile Benediktenkraut, je 3 Teile Kamille, Schafgarbe und Tausendgüldenkraut, je 2 Teile Pfefferminze, Löwenzahn, 1 Teil Faulbaumrinde. Die Zubereitung erfolgt als Aufguß mit 1 Eßlöffel der Mischung auf $^1/_4$ l kochendes Wasser. Diese Tagesdosis nimmt man schluckweise über den Tag verteilt ein.

- je 3 Teile Artischockenblätter, Benediktenkraut und Tausendgüldenkraut, je 2 Teile Kamille und Schafgarbe, je 1 Teil Löwenzahn, Pfefferminze, Wacholder und Wermut. Der Tee wird mit 2 Teelöffeln der Mischung auf 1 Tasse siedendes Wasser zubereitet, Tagesdosis 3 Tassen.

Hilfe bei Gallenblasenerkrankungen

Neben den bereits zur Therapie von Leberleiden empfohlenen, zum Teil aber auch bei Gallenblasenerkrankungen gut geeigneten Kräutertees und -mixturen eignen sich noch einige andere Heilpflanzen sehr gut, insbesondere der Rettich. Sie sollten nicht ohne Einwilligung des Therapeuten eingenommen werden und sind grundsätzlich nicht bei Verschluß der Gallenwege durch einen Gallenstein und bei Vereiterungen der Gallenblase angezeigt. Wegen der abführenden Wirkung mancher Teemischungen für Gallenblasenleiden dürfen sie auch – wie alle anderen Abführmittel – niemals beim Verdacht auf Darmverschluß verabreicht werden.

Erdrauch. Das verbreitete Unkraut wird in der Volksheilkunde seit alters bei Gallenblasenerkrankungen verschiedener Ursache mit und ohne Gelbsucht, manchen Leberleiden und Begleiterscheinungen, wie Stuhlverstopfung, Hämorrhoiden und von der Leber ausgehenden Hautausschlägen, empfohlen. Abgesehen von der stuhlregulierenden Wirkung trägt die Droge auch zur Blutreinigung bei.
Die Zubereitung erfolgt als Aufguß mit 1 Teelöffel Kraut auf 1/4 l kochendes Wasser oder als Kaltauszug mit der gleichen Dosis, die mit 1/4 l Wasser 10 Stunden kalt angesetzt wird. Morgens trinkt man nüchtern 1 Tasse, die zweite schluckweise über den Tag verteilt. Da Erdrauch einen giftigen Wirkstoff (Fumarin) enthält, sollte er ohne ärztliche Verordnung nicht länger als 2 Wochen ununterbrochen eingenommen werden.

Odermennig. Diese der Königskerze ähnliche Heilpflanze enthält gallenanregende Bitterstoffe, Kieselsäure, Gerbstoffe, ätherische Öle und das »Leberschutz-Vitamin« B, eignet sich also gut bei Gallenblasen- und Leberleiden. Am besten gibt man die Droge als Bestandteil von Teemischungen.
Einzeltee stellt man mit 1 Eßlöffel Kraut auf 1 Tasse siedendes Wasser her, läßt kurz kochen und 10–15 Minuten ziehen. Die Tagesdosis beträgt 2 Tassen.

Quecke. Die Wurzeln des Ackerunkrauts bewähren sich vor allem bei Gallensteinen und damit verbundenen Leberleiden mit und ohne Gelbsucht. Auch begleitende Verdauungsstörungen werden günstig beeinflußt. Dazu bereitet man aus 2 Teelöffeln Wurzel pro Tasse kaltes Wasser die Abkochung zu, die 10 Minuten kochen muß. Die Tagesdosis beträgt 3 Tassen. Statt dessen kann man auch den frisch ausgepreßten Saft aus zerkleinerter Wurzel einnehmen, der zur Geschmacksverbesserung mit etwas Zitronensaft gemischt wird. Die Tagesdosis beträgt 4 Teelöffel Saft. Die Behandlung soll mindestens 4 Wochen dauern.

Quendel. Der Wilde (Feld-) Thymian wirkt ähnlich gut desinfizierend wie der angebaute Thymian. Seine Bitterstoffe regen Gallenblase, Leber und andere Verdauungsfunktionen an. Zusätzlich lindert die Heilpflanze Krämpfe der Bauchorgane, auch schmerzhafte Gallenblasenkoliken.
Der Tee wird mit 1 Teelöffel Droge auf 1 Tasse kochendes Wasser zubereitet, Tagesdosis 2 Tassen.

Rettich. In Süddeutschland, wo man gewohnheitsmäßig viel Rettich verzehrt, treten Erkrankungen der Gallenblase vergleichsweise selten auf. Das beweist ebenso wie klinische Erfahrungen den Wert des Rettichsaftes zur Vorbeugung und Behandlung von Gallenleiden.
Rettichsaft erhält man fertig im Reformhaus oder bereitet ihn selbst wie folgt zu: Einen großen Schwarz-

rettich in Scheiben schneiden und mit Honig oder Kandiszucker vermischt etwa 4 Stunden ansetzen. Dabei entsteht Saft, den man mit einer Tagesdosis von 125 g einnimmt. Statt dessen kann der Rettich auch auf einer Glasreibe fein zerkleinert, in ein Leintuch gehüllt und der Saft dann ausgepreßt werden. Gesalzen wird Rettich zu Heilzwecken nie.

Vorbeugend nimmt man jährlich 2- bis 3mal, in gleichen Zeitabständen, je 3 Wochen lang morgens nüchtern 1 Glas (etwa 125 g) Rettichsaft mit etwas Zitronensaft ein. Er regt den Gallenfluß an und schwemmt Gallengrieß und -schlamm (Ablagerungen in der Gallenblase) in den Darm aus. Von dort aus können sie mit dem Stuhl ausgeschieden werden.

Bestehen akute Gallenentzündungen oder Steinleiden, bewährt sich der Rettich ebenfalls gut. Zuvor muß aber unbedingt der Therapeut befragt werden, denn nicht in jedem Fall ist Rettich erlaubt. Zuerst nimmt man nüchtern gleich nach dem Aufstehen 6 Eßlöffel lauwarmes Olivenöl mit etwas Zitronensaft ein. Bis gegen 10 Uhr sollte der Darm entleert sein, ehe man 125 g Rettichsaft mit etwas Zitronensaft trinkt. Um 12 und 18 Uhr gibt man dann nochmals je 6 Eßlöffel Olivenöl. Leichtere Beschwerden klingen unter dieser Behandlung meist schon nach eintägiger Anwendung ab, in schweren Fällen muß man die Anwendung einige Tage lang durchführen, das kann im Einzelfall nur der Fachmann entscheiden.

Gut bewährt hat sich auch die *italienische Ölkur*. Dazu mischt man 6 Eßlöffel Olivenöl mit 10 cm^3 Cognac oder Weinbrand, 1–2 Eidottern und einigen Tropfen Pfefferminzöl und nimmt diese Mischung morgens nüchtern zusammen mit einem vom Therapeuten verordneten krampf- und schmerzlindernden Mittel ein. Gegen 10 Uhr trinkt man 125 g Rettichsaft, um 12 Uhr und 18 Uhr nochmals je 6 Eßlöffel Olivenöl ohne andere Zusätze.

Nicht angezeigt ist die Rettichsaftkur bei eitriger Gallenblasenentzündung, Verlegung der Gallenwege durch größere Steine und bei akuten Magen-Darm-Katarrhen, da die Senföle die entzündeten Schleimhäute des Verdauungskanals reizen. Ansonsten kann Rettichsaft als unschädliches und zuverlässig wirkendes Mittel gegen Gallenleiden sehr empfohlen werden.

Ringelblume. Sie enthält unter anderem Bitterstoffe zur Galle-Leber-Anregung und bewährt sich gut bei Erkrankungen dieser Organe mit und ohne Gelbsucht sowie deren Begleiterscheinungen. Da sie gleichzeitig mit dem Schweiß Schlacken und Giftstoffe ausleitet, unterstützt die Heilpflanze die Entgiftungsarbeit der Leber.

Die Anwendung erfolgt als Aufguß mit 1 Teelöffel Droge auf 1 Tasse siedendes Wasser. Davon nimmt man morgens und nachmittags in kleinen Schlucken je 1 Tasse ein.

Teemischungen für die Galle

Zur besseren Wirkung gibt man gegen Gallenleiden am besten Kräutermixturen, deren Wirkstoffe einander unterstützen und ergänzen. Gut eignen sich nach Erfahrungen in der Praxis folgende Mischungen:

- je 4 Teile Kamille, Pfefferminze und Schafgarbe, je 3 Teile Mariendistel und Wermut, je 2 Teile Erdrauch, Quendel und Ringelblume, je 1 Teil Faulbaumrinde und Tausendgüldenkraut. Davon bereitet man mit 2 Teelöffeln Mischung auf 1 Tasse siedendes Wasser den Aufguß zu und trinkt täglich 3 Tassen vor den Mahlzeiten.

1–2 Teelöffeln Kraut pro Tasse kaltes Wasser zubereitet und muß kurz aufkochen. Die Tagesdosis beträgt 3 Tassen. Raute setzt man mit 1 Teelöffel Droge pro Tasse kaltes Wasser 10 Stunden an. Täglich sind 2 Tassen erlaubt. Überdosierung des giftigen Krauts ist zu vermeiden. Aus Wegwartenwurzeln stellt man mit 1 Teelöffel Wurzeln pro Tasse kaltes Wasser die Abkochung her. Sie muß kurz aufkochen. Die Tagesdosis beträgt 2 Tassen.

Der **Schnittlauch,** eine milde Zwiebelart, zeichnet sich durch seine appetit- und verdauungsanregende Wirkung aus und beugt Blähungen vor. Er wird immer frisch feingewiegt unmittelbar vor dem Essen zum Bestreuen der Speisen verwendet, dann bleiben auch seine Vitamine erhalten und gleichen den Verlust durch Kochen aus.

Teemischungen bei Appetitmangel und Blähungen

Zur Behandlung von Blähungen kennen wir zwei »Windtees«, die wie folgt hergestellt werden:

- Windtee I aus Anis, Fenchel und Kümmel zu gleichen Teilen. Mit 1 Teelöffel der Mischung auf 1 Tasse siedendes Wasser stellt man den Aufguß her, Tagesdosis 3 Tassen.
- Windtee II aus Fenchel, Kamille, Kümmel und Pfefferminze zu gleichen Teilen. Davon gibt man 1 Teelöffel auf 1 Tasse kochendes Wasser, läßt 15 Minuten ziehen und trinkt täglich 3 Tassen.

Gegen akute Blähsuchtanfälle mit schmerzhaft aufgetriebenem Leib und Herz-Atem-Beschwerden empfiehlt sich die Abkochung aus Fenchel und Kümmel zu gleichen Teilen, davon 1 Teelöffel auf 1 Tasse kalte Milch geben, kurz aufkochen und 1–2 Tassen auf einmal trinken.

Appetitanregend und verdauungsfördernd sind die folgenden beiden Teemischungen:

- je 3 Teile Enzian und Kalmus, je 2 Teile Angelika, Basilikum, Tausendgüldenkraut, je 1 Teil Kerbel, Raute und Schafgarbe. Mit 1 Teelöffel der Mischung auf 1 Tasse Wasser bereitet man den Aufguß zu und trinkt täglich vor jeder Mahlzeit 1 Tasse.
- 4 Teile Kalmus, je 3 Teile Tausendgüldenkraut und Wermut, je 2 Teile Angelika und Enzian, je 1 Teil Majoran, Thymian und Wegwarte. Davon gibt man 1 Eßlöffel auf $1/4$ l kaltes Wasser, kocht kurz auf und trinkt 3mal 1 Tasse vor dem Essen.

Kräuter gegen Übelkeit

Ekel, schlechte Luft, verdorbene Speisen, Alkoholmißbrauch (Kater), Gleichgewichts-, Kreislaufstörungen oder Reisekrankheit führen zur vorübergehenden Übelkeit. Dagegen hilft ein Bittermittel gut, zum Beispiel Enzian oder eine der oben genannten Teemischungen. Zusätzlich kann Melissentee empfohlen werden. Man bereitet ihn mit 1 Teelöffel Melisse auf 1 Tasse gerade nicht mehr kochendes Wasser zu und trinkt bei Bedarf bis zu 3 Tassen täglich.

Gut eignet sich auch folgende Teemischung:

- 2 Teile Enzianwurzel, je 1 Teil Kamille, Melisse, Pfefferminze und Schafgarbe. Mit 1–2 Teelöffeln der Mischung auf 1 Tasse kaltes Wasser bereitet man die Abkochung zu, die kurz aufkochen muß, und trinkt bis zu 3 Tassen täglich.

Geht die Übelkeit von Magen-Darm-Störungen aus, dann bewährt sich folgendes Rezept: Ein rohes Eigelb in eine Tasse geben, reichlich mit geriebener Muskatnuß bestreuen und sofort einnehmen. Dieses Hausmittel hilft meist sehr schnell und zuverlässig. Anhaltende Übelkeit muß immer bald vom Fachmann untersucht werden, damit keine ernste Krankheit übersehen wird.

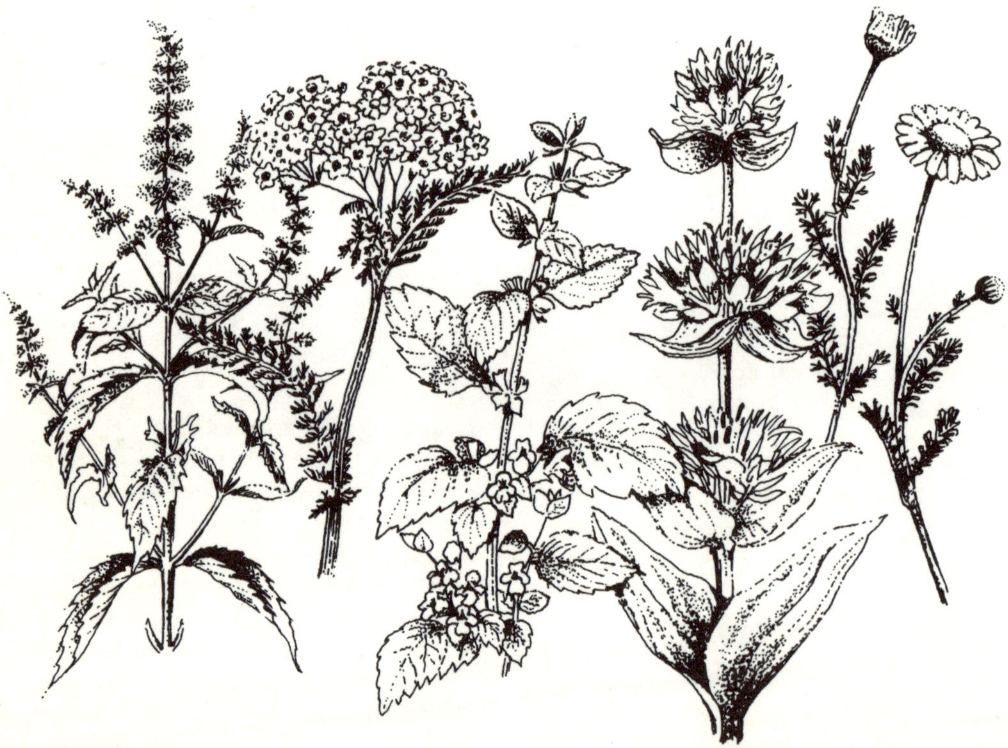

KRÄUTER FÜR NIEREN UND BLASE

Erkrankungen des Ausscheidungssystems erfordern grundsätzlich immer fachmännische Untersuchung und Behandlung. Das gilt auch für den einfachen Blasenkatarrh, der nicht selten auf die leichte Schulter genommen wird.

Zahlreiche fertige Arzneimittelspezialitäten enthalten Kräuter zur Basistherapie, bei Bedarf ergänzt durch andere Wirkstoffe, zum Beispiel krampf- und schmerzlindernde Substanzen, Antibiotika oder Sulfonamide. Kräutertees eignen sich im allgemeinen immer zur unterstützenden Selbstbehandlung, in leichteren Fällen mit Erlaubnis des Therapeuten auch als Alleintherapie.

Symptome häufiger Nieren-Blasen-Leiden

Zu den häufigsten Krankheiten des Ausscheidungssystems gehören Blasenentzündungen, Reizblase, Nieren- und Nierenbeckenentzündungen sowie Nierensteine. Unter Umständen können sie alle ins chronische Stadium übergehen, wenn keine korrekte Behandlung erfolgt, oder das Nierengewebe unheilbar zerstören. Dem kann nur durch frühzeitige Diagnose und Therapie vorgebeugt werden.

Harnblasenentzündung – Reizblase

Sie entstehen meist durch Eiterbakterien, deren Ausbreitung durch Nässe und Kälte (Erkältung) begünstigt wird. Verschleppte Katarrhe werden chronisch oder führen zur Reizblase. Außerdem kann die Infektion in den Harnleitern aufsteigen und zur gefährlichen Nierenbeckenentzündung führen.

Warnzeichen des Blasenkatarrhs sind häufiger Harndrang, trüber bis blutiger Urin und Schmerzen beim Wasserlassen, die gegen Ende der Harnentleerung zunehmen. Hinzu kommen Kopfschmerzen, Appetitmangel, Ringe unter den Augen und belegte Zunge. Geht die Entzündung ins chronische Stadium über, schwächen die Symptome sich meist ab. Es droht aber

eine allmähliche, ernste Schädigung der Harnblase. Unter Umständen entwickelt sich auch die Reizblase mit Schmerzen und Brennen in der Harnröhre beim Wasserlassen, die sehr hartnäckig und quälend sein kann. Frauen sind davon häufiger betroffen. Nennenswerte organische Befunde lassen sich bei der Reizblase aber trotz der erheblichen Beschwerden nicht nachweisen.
Tritt im Verlauf einer Blasenentzündung Kreuzschmerz auf, besteht Verdacht auf Nierenbeckenentzündung. In diesem Fall muß sofort der Fachmann konsultiert werden.

Nierenbecken- und Nierenentzündung

Entzündungen des Nierenbeckens entstehen ein- oder beidseitig durch Ausbreitung einer Blasenentzündung oder andere Nierenschäden. Symptomatisch sind Kreuzschmerzen, Fieber, Schüttelfrost, trüber Harn und Allgemeinsymptome ähnlich wie beim Blasenkatarrh. Geht die Entzündung ins chronische Stadium über, schwächen sich Fieber und andere Beschwerden ab, die Nieren werden aber schleichend zerstört.
Nierenentzündungen beginnen akut oder schleichend und betreffen Teile der Nieren oder das gesamte Nierengewebe. Oft bestehen vorher andere Infektionskrankheiten (Masern, Scharlach, Grippe), oder die Betroffenen leiden unter chronischen, symptomarmen Herdinfektionen an Zähnen, Mandeln, Gelenken oder Nasennebenhöhlen. Warnzeichen sind verminderte Harnausscheidung mit Wasseransammlung im Körper, vor allem Schwellungen im Gesicht. Meist erhöht sich der Blutdruck. Hinzu kommen Kopf-, Rücken- und Gliederschmerzen, Herzbeschwerden, Abgeschlagenheit und Atemnot. Der Urin ist trüb bis blutig.

Nierensteine

Normalerweise enthält der Urin ausscheidungspflichtige Stoffe in gelöster Form. Unter Umständen können diese aber bereits in den Nieren ausgefällt werden, vor allem dann, wenn sich nach Entzündungen Zell- und Schleimhautreste in der Niere befinden, die als Kristallisationskerne wirken. Dann bilden sich um diese Kerne herum Ablagerungen, die zu unterschiedlich großen, teils weichen und abgerundeten, teils harten, scharfkantigen Steinen führen.
Lange Zeit bestehen nur erträgliche, unbestimmte Druckgefühle im Kreuz, manchmal auch Blutbeimengungen im Urin. Große Steine können aber den Harnabfluß so erschweren, daß die Niere wie ein Ballon aufgetrieben wird und das Gewebe zugrundegeht. Die kleinen Steine werden in die Harnleiter geschwemmt und erzeugen heftige Nierenkoliken, die sofort vom Arzt behandelt werden müssen.
Wegen der Risiken von Nierensteinen muß beim geringsten Verdacht bald der Fachmann aufgesucht werden. Manchmal gelingt es, die kleinen Steine auszuschwemmen oder aufzulösen, in anderen Fällen muß das Leiden operativ behandelt werden.

Tees gegen Blasenentzündung

Zur Behandlung der Blasenentzündung eignen sich Heilkräuter mit harntreibender, desinfizierender und krampflösender Wirkung. Die Reizblase erfordert zusätzlich nervenberuhigende, stärker krampf- und schmerzlindernde Kräuter.

Bärentraube. Die Blätter dieser Heilpflanze enthalten harndesinfizierende Wirkstoffe und regen zugleich die Harnausscheidung an, so daß die Ausscheidungsorgane gründlich durchgespült werden. Unter

Umständen verfärbt der Tee den Urin, eine harmlose Begleiterscheinung. Patienten mit empfindlichem Magen klagen gelegentlich nach Einnahme des Tees unter unangenehmen Beschwerden und verzichten besser darauf. Überdosiert erzeugt die Droge Brechreiz.
Die Heilpflanze wird am besten als Kaltauszug vertragen. Dazu setzt man 2 Teelöffel Blätter auf 1 Tasse Wasser 10 Stunden kalt an und trinkt täglich 2 Tassen kurmäßig über längere Zeit, auch wenn die Beschwerden rasch nachlassen, damit keine Erreger überleben und zur chronischen Entzündung führen. Wegen des stabilisierten Wirkstoffgehalts gibt man oft fertige Zubereitungen der Bärentraube.

Bruchkraut. Die Droge wirkt desinfizierend, harntreibend und krampflösend. Getrocknetes Kraut hilft allerdings nicht mehr zuverlässig genug. Daher sollte man Tee aus frischer Droge herstellen. Der Aufguß wird mit 1 Teelöffel Kraut pro Tasse kochendes Wasser zubereitet, Kaltauszug stellt man mit der gleichen Dosis her und läßt 10–12 Stunden ziehen. Die Tagesdosis beträgt 2–3 Tassen. Empfehlenswert sind fertige Spezialitäten aus der Apotheke mit standardisiertem Wirkstoffgehalt.

Hagebutten. Die reifen Früchte der Heckenrose werden mit oder ohne Samen zur unterstützenden Behandlung empfohlen. Hauptsächlich wirken sie harntreibend, der hohe Vitamin-C-Gehalt steigert zusätzlich die Körperabwehr. Der Tee wird mit 1 Teelöffel Droge pro Tasse hergestellt und soll 5 Minuten kochen. Danach läßt man noch 1 Stunde ziehen. Täglich trinkt man 3 Tassen.

Hauhechel. Die Wurzeln dieses ausdauernden Unkrauts zeichnen sich durch stark harntreibende Wirkung aus, die aber schon nach wenigen Tagen nachläßt. Daher gibt man den Tee aus 2 Teelöffeln Wurzeln pro Tasse kochendes Wasser selten allein und dann immer nur für 4 Tage. Nach einwöchiger Pause kann er erneut 4 Tage lang verabreicht werden. Am besten gibt man die Droge aber als Bestandteil eines Mischtees.

Petersilie. Die allgemein als Gewürz bekannte Gartenpflanze wirkt harntreibend und keimhemmend. Der hohe Vitamingehalt steigert zugleich die Abwehrkräfte. Überdosiert wird die Petersilie allerdings zum Lebergift.
In der Heilkunde gebraucht man nicht nur das Kraut, sondern auch Wurzeln und Samen. Am besten bewährt sich der stabilisierte Saft aus dem Fachgeschäft, der nach Gebrauchsanweisung eingenommen wird. Statt dessen kann man auch mit 1 Eßlöffel Kraut oder Wurzel auf 1 Tasse kochendes Wasser den Aufguß zubereiten. Wurzeln verwendet man in der gleichen Dosis auf 1 Tasse kaltes Wasser auch als Abkochung, die kurz sieden muß. Petersiliensamen werden immer als Abkochung zubereitet. Die Dosis beträgt 1 Teelöffel auf 1 Tasse kaltes Wasser und wird kurz abgekocht. Täglich sind 2 Tassen Tee erlaubt.

Pfefferminze. Wegen ihrer desinfizierenden, krampflösenden und schmerzstillenden Wirkung empfiehlt sich die Pfefferminze zur unterstützenden Therapie von Blasenkatarrh und Reizblase. Die Anwendung soll nie länger als 3 Wochen ununterbrochen dauern, sonst drohen Schleimhautreizungen. Auf 1/4 l kochendes Wasser benötigt man 2 Teelöffel Droge, Tagesdosis 3 Tassen. Am besten gibt man Pfefferminze aber als Bestandteil der Teemischung.

Taubnessel. Die »zahme Nessel« trägt im Gegensatz zur Brennessel keine Brennhaare auf den Blättern, ansonsten ähnelt sie ihr aber. Man schätzt das verbreitete Unkraut wegen seiner harntreibenden und entzündungshemmenden Wirkung auch zur unterstützenden Behandlung von Blasenkatarrhen. Dazu wird der Tee mit 1 Teelöffel Nessel pro Tasse kochendes Wasser zubereitet, Tagesdosis 2 Tassen. Allein genügt der Aufguß zur Behandlung aber kaum.

Bewährte Kräutermischungen

Einzeltees können zwar bei manchen Blasenkatarrhen genügen, im allgemeinen kombiniert man aber verschiedene Kräuter, um die Wirkung zu verbessern. Die Reizblase kann nur durch solche Mischtees zufriedenstellend behandelt werden. In schwereren Fällen empfehlen sich Kräutermixturen, wie sie bei Nierenleiden angegeben werden. Folgende Rezepte eignen sich gut:

- zu gleichen Teilen, Bärentraubenblätter, Bruchkraut, Petersilie und Pfefferminze. Von dieser Mischung gibt man 1 Teelöffel auf 1 Tasse kaltes Wasser und läßt 12 Stunden ziehen. Die Tagesdosis von 3 Tassen wird jeweils lauwarm getrunken. (Diese Mixtur bewährt sich vor allem bei akuten Blasenentzündungen.)

- je 4 Teile Hauhechel und Bruchkraut, je 3 Teile Hagebutten und Taubnessel, je 2 Teile Ackerschachtelhalm und Kamille, je 1 Teil Birkenblätter und Spitzwegerich, 1/2 Teil Brunnenkresse. Der Tee wird mit 1 Teelöffel der Mischung auf 1 Tasse siedendes Wasser zubereitet, Tagesdosis 3 Tassen. (Diese Mischung eignet sich bei eher chronischen Blasenkatarrhen.)

- je 3 Teile Bruchkraut, Hagebutten und Kamille, je 2 Teile Johanniskraut, Melisse und Pfefferminze, je 1 Teil Hopfenschuppen, Kürbiskerne, Ringelblume und Taubnessel. Davon gibt man 1 Teelöffel auf 1 Tasse siedendes Wasser, Tagesdosis 3–5 Tassen. (Diese Mixtur enthält beruhigende, krampflösende und schmerzlindernde Kräuter und empfiehlt sich besonders gegen Reizblase.)

Heilkräuter bei Nierenleiden

Wenn der Therapeut zustimmt, können auch Nieren-, Nierenbeckenentzündungen und Nierensteine allein durch Kräuterzubereitungen oder unterstützend behandelt werden. Allerdings genügen sie nicht immer, weil die Krankheit rasch und zuverlässig in den Griff bekommen werden muß. Verzicht auf

Kräuter für die Verdauungsorgane:
Tausendgüldenkraut (oben links), Thymian (oben rechts), Tormentill (unten links), Faulbaum (unten rechts).

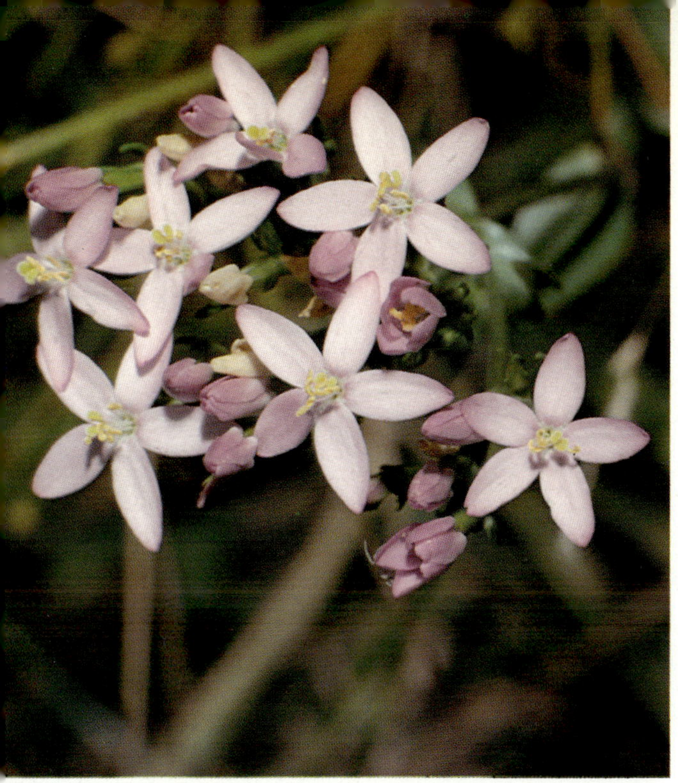
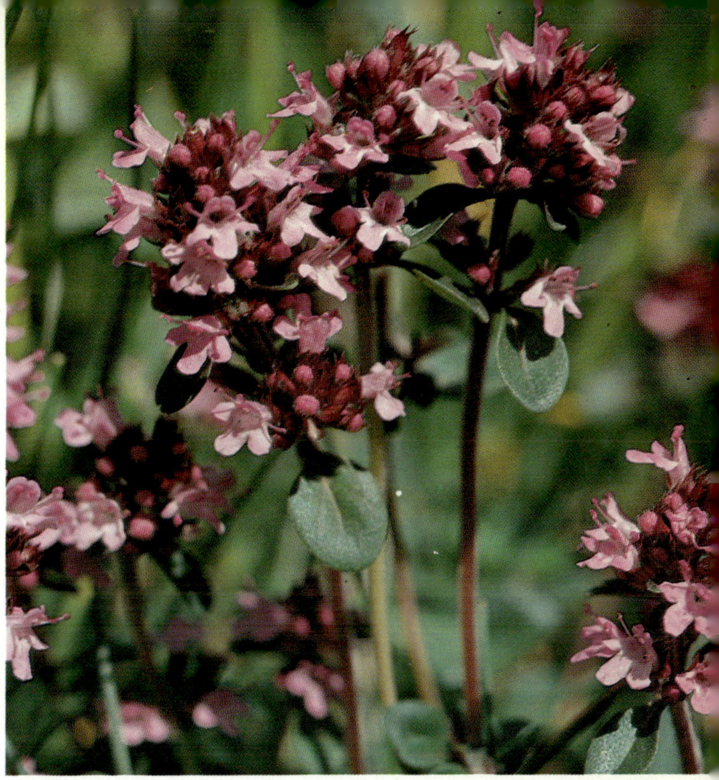
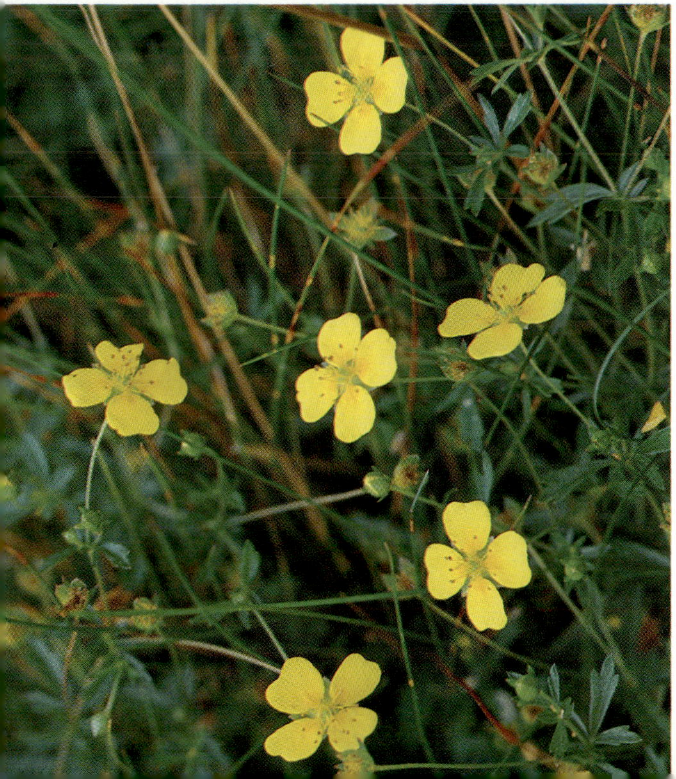
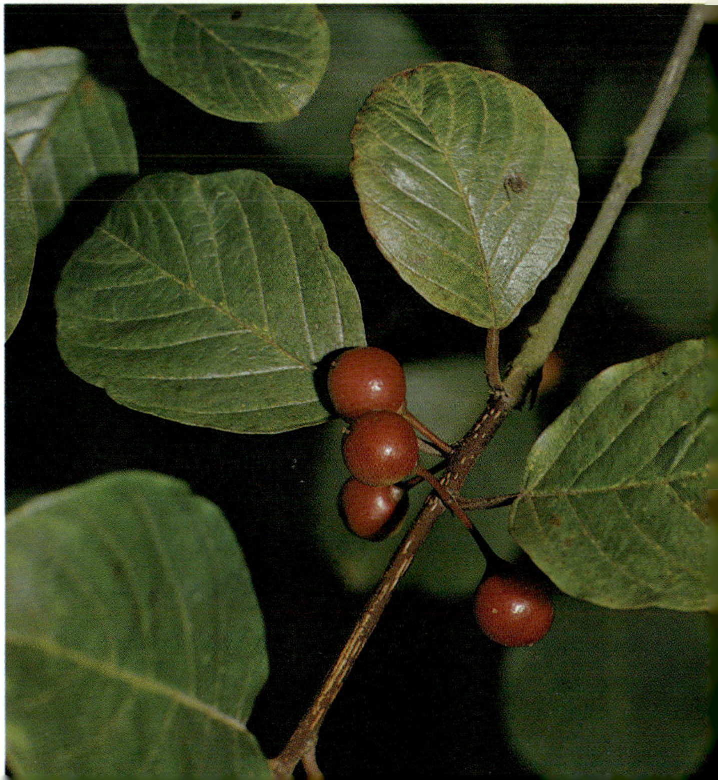

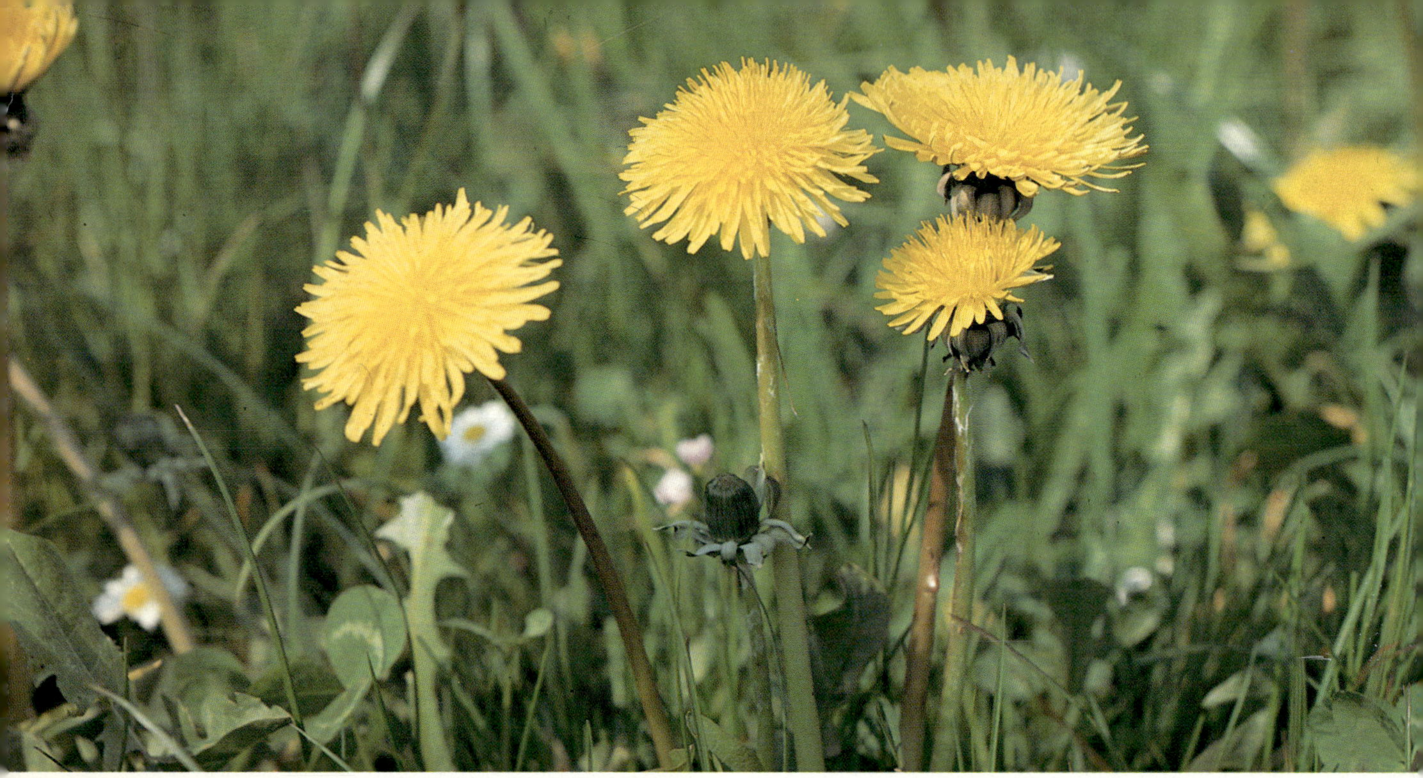
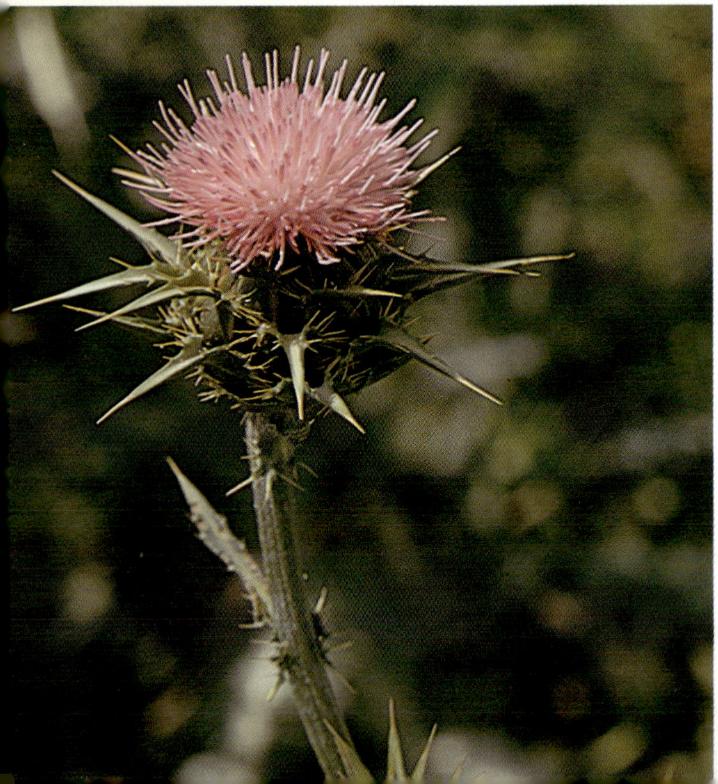
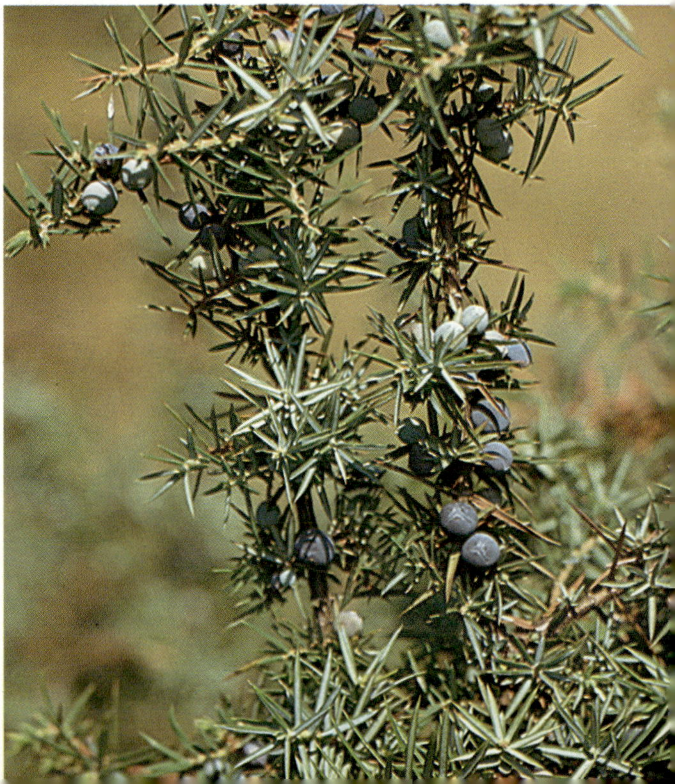

fachmännische Behandlung könnte lebensgefährlich sein und lebenslange Abhängigkeit von einer künstlichen Niere nach sich ziehen. Die folgenden Kräuter dürfen deshalb zur Selbstbehandlung ohne Erlaubnis des Therapeuten nicht verwendet werden.
Bärentraube, Bruchkraut, Hauhechel, Petersilie und Pfefferminze, die wir schon bei der Blasenentzündung kennenlernten, eignen sich auch zur unterstützenden Therapie. Hauptmittel bei Nierenleiden ist aber die Goldrute.

Goldrute. Die Droge stellt ihre überzeugende Wirkung bei Nierenerkrankungen immer wieder – auch in klinischen Untersuchungen – unter Beweis. Im allgemeinen sollten dazu aber die verordneten fertigen Spezialitäten mit stets gleichbleibendem Wirkstoffgehalt verabreicht werden. Goldrute wirkt harntreibend, entzündungshemmend und schützt die Nieren vor bleibenden Schäden.
Wenn der Therapeut ausnahmsweise einmal der Teebehandlung zustimmt, bereitet man den Aufguß mit 2 Teelöffeln Droge auf 1 Tasse kochendes Wasser zu und trinkt täglich 2–3 Tassen. Auch gemischt mit anderen Kräutern bewährt sich Goldrute gut.
Zusammen mit Goldrute können auch noch die folgenden Kräuter gegen Nierenleiden empfohlen werden. Einige bewähren sich vor allem bei Nierensteinen.

Birkenblätter. Frische junge Birkenblätter oder der vom Fachmann daraus hergestellte, haltbare Birkensaft wirken harntreibend und unterstützen die Behandlung von Nierenerkrankungen. Vom Saft nimmt man täglich meist 3 Eßlöffel ein, wenn nichts anderes verordnet wurde. Tee bereitet man mit 1 Eßlöffel frischen Blättern (getrocknete sind fast wirkungslos) pro Tasse kochendes Wasser zu, läßt noch 2 Stunden ziehen und trinkt je 1 Tasse kalt morgens nüchtern und am Nachmittag. Wenn der Therapeut zustimmt, kann man durch kurmäßige Einnahme über mindestens 1 Monat mit Birkensaft oder -tee auch kleinere Nierensteine und Nierengrieß oder Blasensteine austreiben und erneuter Steinbildung vorbeugen. Bei Bedarf wird der Fachmann zur Vorbeugung von Steinkoliken die gleichzeitige Einnahme eines krampf- und schmerzlindernden Mittels verordnen.

Bohnenschalen. Die grünen Schalen der Bohnen (ohne Samen) enthalten ein blausäureähnliches Gift und müssen daher immer abgekocht werden. Sie regen vor allem die Harnausscheidung an, können also gegen Nierenentzündungen und Blasenkatarrhe zur unterstützenden Therapie eingenommen werden. Dazu setzt man 1 Eßlöffel Schalen auf 1/4 l kaltes Wasser 10 Stunden an, kocht dann kurz auf und trinkt täglich bis zu 1/2 l Tee schluckweise über den Tag verteilt.

Hagebutten. Wir lernten sie bereits beim Blasenkatarrh kennen. Der dort beschriebene Tee kann auch zur Vorbeugung von erneuter Nierensteinbildung dauernd getrunken werden. Die Tagesdosis beträgt in diesem Fall bis zu 6 Tassen.

Liebstöckel. Die vor allem als Gewürz bekannte Heilpflanze wirkt harntreibend und entzündungshemmend und kann als Bestandteil der Nierenteemischung bei Nierenentzündungen empfohlen werden.

Kräuter für die Verdauungsorgane: Löwenzahn (oben), Mariendistel (unten links), Wacholder (unten rechts).

Als Einzeltee mit 1 Teelöffel Kraut pro Tasse kochendes Wasser zubereitet genügt Liebstöckel meist nicht. Mehr als 2–3 Tassen täglich sollten nicht getrunken werden.

Löwenzahn. Im Volksmund nennt man ihn auch »Bettseicher«, eine drastische Umschreibung seiner stark harntreibenden Wirkung. Sie empfiehlt die Droge vor allem zur Vorbeugung und Austreibung von Nierensteinen. Vorbeugend nimmt man regelmäßig alle 2 Wochen morgens nüchtern den Tee ein. Die Dosis beträgt 6 Tassen auf einmal. Bestehen bereits kleinere Nierensteine, trinkt man diese Menge an mehreren Tagen hintereinander morgens nüchtern, um die Konkremente über die Harnleiter abzutreiben. Gleichzeitig sollte ein krampf- und schmerzstillendes Arzneimittel nach Verordnung des Therapeuten eingenommen werden, um einer Steinkolik vorzubeugen. Der Tee wird mit 1 Teelöffel Droge auf 1 Tasse kochendes Wasser zubereitet.
Zur unterstützenden Behandlung anderer Nierenleiden nimmt man täglich 2–3 Tassen Tee ein.

Odermennig. Als Bestandteil einer Nierenteemischung kann dieses Kraut auch bei Nieren- oder Blasenentzündungen empfohlen werden. Es wirkt vor allem entzündungshemmend. Einzeltee bereitet man aus 1 Eßlöffel Kraut pro Tasse kochendes Wasser zu, läßt kurz kochen und noch 10–15 Minuten ziehen. Die Tagesdosis beträgt 2 Tassen.

Nierenteemischungen
Als Hauptbestandteil enthalten sie meist Goldrute, kombiniert mit ergänzend wirkenden anderen Heilpflanzen. Verschiedene dieser Teemischungen sind auch beim Blasenkatarrh oder bei Nierensteinen angezeigt. Zur Auflösung bestimmter Nierensteine eignen sie sich nicht. Dazu kennen wir zwar auch Arzneimittel, sie werden aber stets vom Arzt verordnet.

Nieren-Blasen-Tee I: je 3 Teile Bruchkraut und Goldrute, je 2 Teile Bohnenschalen, Hagebutten und Odermennig, je 1 Teil Ackerschachtelhalm, Pfefferminze. Daraus bereitet man mit 2 Teelöffeln der Mischung pro Tasse kochendes Wasser den Aufguß zu und trinkt täglich 3 Tassen.

Nieren-Blasen-Tee II: 2 Teile Goldrute, je 1 Teil Bärentraube, Birkenblätter, Bruchkraut, Hagebutte, Liebstöckel und Pfefferminze. Mit 1 Eßlöffel auf 1/4 l kochendes Wasser stellt man den Tee her, Tagesdosis 3 Tassen.

Nierensteintee I (vorbeugend – zum Austreiben von Steinen, nur mit ärztlicher Erlaubnis): zu gleichen Teilen Birkenblätter, Bohnenschalen, Goldrute, Hagebutte, Kamille und Löwenzahn. Auf 1 Tasse kochendes Wasser gibt man 2 Teelöffel der Mischung und trinkt täglich 4–6 Tassen vorbeugend oder (zum Austreiben der Steine) morgens nüchtern 6 Tassen auf einmal.

Nierensteintee II (Einschränkung wie bei I): je 3 Teile Birkenblätter und Löwenzahn, je 2 Teile Goldrute, Hagebutten und Pfefferminze, je 1 Teil Hauhechel, Liebstöckel und Odermennig. Der Aufguß wird mit 2 Teelöffeln der Mischung pro Tasse kochendes Wasser zubereitet, Dosierung wie Nierensteintee I.

KRÄUTER FÜR DIE HAUT

Die Haut, unser größtes Organ mit zahlreichen wichtigen Aufgaben, wird bei der täglichen Gesundheitspflege oft sträflich vernachlässigt. Viele Menschen betrachten sie als eine Art »Sack«, der uns gegen die Außenwelt abschirmt, und begnügen sich damit, sie ohne viel Überlegung zu reinigen. Aber gerade die Haut, deren Gesundheitszustand entscheidend den Eindruck mitbestimmt, den wir bei anderen Menschen hinterlassen, bedarf besonders sorgfältiger Pflege, sonst drohen Erkrankungen, die sich auch auf unser Seelenleben auswirken.
Heilpflanzen eignen sich in verschiedenen Zubereitungsformen gut zur Pflege der Haut und zur Behandlung ihrer Krankheiten. Teils werden sie äußerlich, zum Teil aber auch innerlich angewendet. Daneben darf man aber nicht vergessen, daß die Haut auch durch Luft und Sonne gekräftigt, von der Ernährung und Funktion der Verdauungsorgane beeinflußt wird und oft sogar unser Seelenleben widerspiegelt. Hautpflege kann sich deshalb nicht auf bestimmte Pflege- und Reinigungsmittel beschränken, sondern muß selbstverständlicher Bestandteil der den ganzen Körper umfassenden Gesundheitsvorsorge werden.

Biologische Hautpflege durch Heilkräuter

Pflege der Haut umfaßt ihre Reinigung mit folgender Anwendung pflegender Mittel, welche die Hautfunktionen fördern. Hauptsächlich hängt sie vom individuellen Hauttyp ab. Bei »Problemhaut« bespricht man die Pflege mit dem Facharzt oder wenigstens einer erfahrenen Kosmetikerin. Biologischen Pflegemitteln sollte der Vorzug gegeben werden, da chemische Produkte heute immer häufiger zu allergischen Hautreaktionen führen, selbst wenn sie lange Zeit gut vertragen wurden.

Die richtige Hautreinigung

Zur Reinigung der Haut von Schmutz und überschüssigem Talg verwendet man möglichst kalkarmes Wasser (Regenwasser oder abgekocht). Die Seife sollte neutral und reizfrei sein. Bei trockener Haut empfehlen sich überfettete Seifen. Noch besser geeignet sind oft Waschlotionen (Syndets) mit rückfettenden Substanzen. Sie entsprechen zum Teil dem Hautsäure-(pH-)Wert gesunder Haut und verhindern die Zerstörung dieser wichtigen Schutzbarriere gegen Krankheitserreger. Nach gewöhnlicher Seifenreinigung dauert es oft Stunden, ehe sich dieser Säureschutz wieder regeneriert hat. Wer sich mit Seife wäscht, muß deshalb den pH-Wert seiner Haut wieder herstellen, indem er sie mit *Essigwasser* (1 Teil Obstessig auf 3 Teile Wasser) nachwäscht. Syndets mit hautgerechtem Säurewert (pH 5,5) sind im Vergleich dazu bequemer zu gebrauchen und wirken zuverlässiger. Menschen mit zu trockener Haut sollten nach dem Waschen zum Ausgleich der Entfettung Pflanzenöle aus dem Reformhaus in die Haut einklopfen. Zum Teil enthalten diese Öle noch zusätzlich Kräuterextrakte.

Hautpflege mit Heilkräutern

Die richtige Pflege der Haut hängt entscheidend vom *Hauttyp* ab, den man selbst mit Hilfe eines Stücks Seidenpapier oder eines Spiegels ermitteln kann. Dazu drückt man das Papier oder den Spiegel leicht auf die Haut und beurteilt dann den Abdruck.
Normale Haut hinterläßt nur einen schwachen Abdruck. Außerdem wirkt sie straff und gut durchblutet. Nach Druck mit den Fingerkuppen bleibt keine Druckstelle zurück.
Mischhaut besteht aus Zonen fetter und trockener Haut, die man im Abdruck deutlich unterscheiden kann.
Fettige Haut hinterläßt schon 1 Stunde nach der Hautreinigung wieder einen deutlich fettigen Abdruck. Meist wirkt sie unrein, schlecht durchblutet und großporig.
Trockene Haut hinterläßt keinen sichtbaren Abdruck, und nach Druck mit der Fingerkuppe bleibt die Druckstelle einige Zeit sichtbar. Die Haut wirkt auch sehr fein und neigt frühzeitig zur Fältchenbildung.
Nachdem auf diese Weise der individuelle Hauttyp festgestellt wurde, kann man die geeigneten biologischen Pflegemittel aus dem Reformhaus besorgen. Am besten läßt man sich dort beraten. Wir wollen hier einige zusätzliche Hausmittel für die Hautpflege vorstellen.
Zur Pflege fettiger, unreiner Haut eignen sich vor allem Gesichtsdämpfe und -masken. Der *Gesichtsdampf* entspricht im Prinzip der Inhalation bei Erkältung. Man bereitet dazu mit Ackerschachtelhalm und Kamillenblüten zu gleichen Teilen den Aufguß zu. Auf 1/4 l kochendes Wasser gibt man 2 Eßlöffel der Kräutermischung und läßt kurz ziehen. Dann gibt man den Tee in einen Topf mit etwa 1 l siedendem Wasser. Er wird auf den Tisch gestellt, der Patient setzt sich mit entkleidetem Oberkörper davor und läßt den Dampf einwirken. Damit kein Kräuterdampf ungenutzt entweichen kann, legt man ein Wolltuch oder eine ausreichend große Leinendecke über Kopf, Schultern und Dampftopf. Der Topf sollte auf einem kleinen Elektrokocher stehen, damit sich während der Behandlungszeit von 15–20 Minuten immer genügend Dampf entwickelt.
Diese Anwendung führt man 2- bis 3mal wöchentlich durch. Sie eignet sich auch bei Mischhaut und für normale Hauttypen. Zum Abschluß wird die Haut kalt mit Essigwasser abgewaschen, dann trägt man bei fettiger Haut frisch ausgepreßten Zitronensaft auf.

Zur *Gesichtsmaske,* die 2mal wöchentlich empfohlen wird, verwendet man bei fettiger Haut Erdbeersaft, Gurken-, Kartoffel-, Möhrenscheiben oder Wirsingkohlblätter. Erdbeersaft soll frisch ausgepreßt aufgetragen werden. Gurken-, Kartoffel- oder Möhrenscheiben wendet man unter Umständen auch im Wechsel an. Sie sollen hauchdünn geschnitten werden und die Haut in mehreren Lagen bedecken. Bei Bedarf fixiert man mit einem Verband. Wirsingblätter werden vor der Anwendung von den großen Mittelrippen befreit und mit Hilfe einer Flasche leicht zerquetscht. Dann legt man sie dachziegelartig auf die Haut. Sie entziehen ihr oft eine übelriechende Ausscheidung.

Die Gesichtsmaske dauert gewöhnlich 20 Minuten, Wirsingkohl kann bis zu 2 Stunden angelegt werden. Zum Abschluß spült man die Haut zunächst lauwarm, dann kalt ab und klopft noch etwas Pflanzenöl aus dem Reformhaus ein. Im Gegensatz zur verbreiteten Meinung ist es nämlich nicht sinnvoll, fettige Haut völlig entfetten zu wollen. Das gelingt nie, und man regt dadurch die Talgdrüsen erst recht zur Mehrproduktion an. Vielmehr kann man ihre Funktionen eher durch mäßige Fettzufuhr von außen regulieren.

Zur Pflege der trockenen, normalen und Mischhaut empfehlen sich wöchentlich 3 Gesichtsmasken mit Kräutern, die in frischer Vollmilch abgekocht werden. Folgende Mixtur bewährt sich gut:

- je 2 Teile Kamille und Kerbel (beugt Fältchen vor), je 1 Teil Lindenblüten und Petersilienkraut. Man gibt 1 Eßlöffel davon auf 1 Tasse kalte Vollmilch, läßt kurz aufkochen und trägt die warme Abkochung dann mit einem Wattebausch auf.

Die Maske muß 20 Minuten einwirken. Danach spült man lauwarm ab und trägt zur Nachpflege etwas Bienenhonig auf. Sobald er eingetrocknet ist, spült man mit lauwarmem Wasser wieder ab. Zum Schluß erfolgt ein kurzer kalter Wasserguß, um die Haut zu straffen und ihre Durchblutung zu fördern.

Regelmäßig angewendet genügen diese einfachen Hauptpflegemittel oft, um die Hautfunktionen zufriedenstellend zu normalisieren. Fertige Zubereitungen aus dem Reformhaus ohne chemische Zusätze enthalten neben den schon genannten Kräutern unter anderem noch Johanniskrautöl, Walnußöl oder Ringelblumenextrakt und sind natürlich bequemer anzuwenden.

Erkrankungen der Haut

Verschiedene mehr oder minder ernste Krankheiten können die Haut betreffen. Es ist unmöglich, sie alle hier vorzustellen. Wir beschränken uns auf einige der häufigsten, die teilweise auch selbst durch Kräuter behandelt werden können. Hartnäckige und ernstere Hautleiden gehören immer in fachmännische Behandlung.

Infektionskrankheiten der Haut

Häufigste Infektionen der Haut sind Abszeß, Bartflechte, Furunkel und Akne.

Abszesse entstehen durch Infektion kleiner Risse und Wunden, die nicht sorgfältig versorgt wurden. Meist liegen Eitererreger zugrunde. Seltener werden die Bakterien aus anderen Infektionsherden im Körper mit dem Blut in die Haut verschleppt. Symptomatisch ist eine derbe, gerötete, wenig schmerzende Schwellung der Haut. In ihrer Mitte befindet sich infolge der

eitrigen Gewebseinschmelzung eine federnd weiche Stelle.
Zur **Bartflechte** im Bereich des behaarten Gesichts kommt es in einfachen Fällen durch bakterielle Infektion der Haarbälge und Talgdrüsen der Barthaare. Rasieren kann durch Verschleppung der Erreger die Krankheit verschlimmern. Symptomatisch sind die kleinen, geröteten Schwellungen, auf deren Gipfel ein Eiterbläschen sitzt. Die tiefe Bartflechte entsteht durch Pilzinfektion und führt zu schmerzhaften, bis kastaniengroßen, eitrigen Knoten, die auch am Kopf auftreten können.
Furunkel entstehen ebenfalls durch Eiterbakterien oder Pilze, die entlang der Haarbälge in die Tiefe eindringen. Außer Schwellungen mit Eiterbläschen erzeugen sie noch lokale Entzündungen benachbarter Lymphknoten, die geschwollen und verhärtet zu tasten sind. Zuweilen besteht auch Fieber. Furunkel können ständig wiederkehren oder gleichzeitig an mehreren Stellen auftreten, manchmal zu *Karbunkeln* zusammenfließen oder – bei Lokalisation an Oberlippe und Nase – in Blutgefäße durchbrechen und eine Hirnhautentzündung hervorrufen.
Akne beginnt in der Pubertät als Folge der vermehrten Hormonproduktion und kann bis über das 30. Lebensjahr hinaus andauern. Symptomatisch sind die Mitesser, die durch Talgstauungen entstehen und durch Umwelteinwirkung schwärzlich verfärbt werden. Später führen dann bakterielle Infektionen der verstopften Haarbälge zu den bekannten entzündeten Knötchen und Eiterpusteln. Sie treten bei echter Pubertätsakne stets im Gesicht, am Kopf, Nacken, auf der oberen Brust und am oberen Rücken auf. Bei falscher Behandlung hinterlassen sie oft entstellende Narben.
Die Therapie der Akne ist problematisch und sollte – zumindest in hartnäckigen und schwereren Fällen – vom Facharzt überwacht werden. Heilpflanzen empfehlen sich immer innerlich und äußerlich zur unterstützenden oder alleinigen Behandlung. Zusätzlich muß eine gewisse Diät eingehalten und auf regelmäßige Stuhlentleerung geachtet werden, sonst verschlimmert sich die Krankheit.

Allergische Hauterscheinungen

Sie beruhen auf einer unerwarteten Überempfindlichkeit der Betroffenen gegen bestimmte Substanzen, die Gesunde reaktionslos vertragen. Praktisch kann man gegen alles allergisch werden, selbst gegen Licht, Druck, Metalle und Wärme. Häufigste allergische Hauterscheinungen sind Ausschlag, Nesselsucht, Ekzem und Flechte.
Der **allergische Hautausschlag** nach Kontakt mit allergieauslösenden Stoffen macht sich zunächst mit vereinzelten, bis kirschkerngroßen, wassergefüllten Blasen bemerkbar. Sie können später in Gruppen angeordnet oder flächenhaft am ganzen Körper auftreten und gehen mit heftigem Juckreiz einher.
Nesselsucht entsteht plötzlich mit stark juckenden, geröteten, mückenstichartigen Hautflecken, die meist linienförmig entlang eines Hautnerven angeordnet sind. Seltener treten sie am ganzen Körper auf. Unter Umständen fließen die Rötungen auch zu ausgedehnten Schwellungen zusammen, meist klingen sie aber bald wieder ab. Zuweilen tritt während des Ausschlags leichtes Fieber auf. Häufigste Ursachen sind Verzehr von Erdbeeren, Krustentieren oder Milch, grundsätzlich können aber alle Nahrungs- und Genußmittel zum Nesselausschlag führen. Großflächige Schwellungen am Gesicht oder im Rachen erfordern sofortige ärztliche Behandlung.
Ekzeme verlaufen unter verschiedenen Erscheinungsformen als allergische Reaktion der Haut auf zahlreiche unverträgliche Einflüsse von außen oder innen.

Allen gemeinsam ist der heftige Juckreiz. Manche Formen machen sich mit kleinen, juckenden Knötchen oder brennenden roten Flecken bemerkbar. Andere können mit Bläschen, Krusten oder Vereiterungen einhergehen. Weitere Symptome sind Schuppen und Verdickung der erkrankten Hautpartien. Später kann das Ekzem schließlich in eine hartnäckige **Flechte** übergehen. Dabei ist die Haut schuppig, verdickt und oft mit Eiterbläschen bedeckt.
Die Therapie des Ekzems muß immer vom Fachmann bestimmt werden. Auch nach vollständiger Heilung kann es durch kleinste Reize sofort wieder an der gleichen Stelle auftreten.

Andere Krankheiten der Haut, Haare und Nägel
Zahlreiche andere Erkrankungen können an Haut, Haaren und Nägeln auftreten. Zum Teil sprechen sie auf Kräuterbehandlung gut an, oft müssen die Heilpflanzen aber durch andere Therapiemaßnahmen unterstützt werden.
Pigmentierungsstörungen der Haut sind zwar meist harmlos, können kosmetisch aber sehr stören. Das gilt vor allem für die Sommersprossen. Die Anlage dazu wird vererbt und ist bevorzugt bei rothaarigen Menschen mit blasser Haut verbreitet. Im Winter verblassen diese Farbstoffansammlungen, im Frühjahr treten sie durch intensivere Sonnenbestrahlung bald wieder deutlich zutage.
Auch **Muttermale,** wegen ihrer leberähnlichen Färbung auch als *Leberflecke* bezeichnet, beruhen auf Erbanlagen. Meist sind sie schon bei Kindern vorhanden, oft über Generationen hinweg immer an der gleichen Stelle. Grundsätzlich gelten sie als harmlos. Mit Lebererkrankungen haben sie nichts zu tun, die Bezeichnung Leberfleck führt in die Irre. Lediglich sehr dunkle Muttermale können auch einmal krebsig zum Melanom entarten.

Verstärkte Produktion der Schweißdrüsen ist meist nur lästig und wegen des Geruchs unangenehm, der bei der bakteriellen Zersetzung des Schweißes entsteht. Manchmal deuten sie aber auf Nervenstörungen, Übererregbarkeit des vegetativen Nervensystems, Erschöpfungs- und Überanstrengungszustände, Überfunktion der Schilddrüsen, andere hormonelle Störungen (vor allem in den Wechseljahren bei Frauen) oder symptomarme Infektionsherde in anderen Körpergebieten (Zähne, Mandeln) hin. Nachtschweiß mit Hüsteln kann Warnzeichen der Lungentuberkulose sein, die auch heute noch nicht ausgerottet ist. Die Behandlung richtet sich immer nach den Ursachen und wird deshalb erst nach fachmännischer Untersuchung möglich.
An den **Finger- und Zehennägeln** treten vor allem Entzündungen und Eiterungen auf. Verursacht werden sie oft durch falsche Nagelpflege. Nicht selten kommt es aber auch nach Infektionen kleiner Hautrisse und Wunden dazu, die übersehen oder nicht richtig versorgt wurden. Symptomatisch für die Nagelbettentzündung sind Rötung, Schwellung und Verdickung der Haut um den Nagelfalz, oft verbunden mit Querrillen an den Nägeln.
Unbehandelt entsteht aus der Nagelbettentzündung oft eine *Nagelbetteiterung* mit schmerzhaftem Klopfen, stärkerer Schwellung und Rötung des Fingerendglieds. Diese Eiterung kann allmählich in die Tiefe fortschreiten und Sehne, Knochen und Lymphgefäße ergreifen oder sogar zur Blutvergiftung führen. Deshalb muß stets der Fachmann konsultiert werden.
Haarausfall ist grundsätzlich ein normaler Vorgang. Allerdings dürfen nicht mehr Haare ausgehen, als sofort wieder nachwachsen. Vor allem im Frühjahr und Herbst leiden viele Menschen vorübergehend vermehrt unter Haarausfall ohne Krankheitswert. Abnorm gesteigerter Haarausfall kann vererbt sein und

betrifft dann meist Männer (Glatzenbildung). Die Glatze kann sich bereits kurz nach der Pubertät ankündigen und führt selten zum Ausgehen aller Haare. Meist bleibt ein Haarkranz auch im hohen Alter noch bestehen. Bei Frauen spielen vor allem hormonelle Veränderungen, falsche Haarpflege und Frisuren oder Mangelernährung (Eisenmangel) eine Rolle, wenn das Haar schütter wird. Andere Ursachen, die nur der Fachmann nachweisen kann, sind zum Beispiel bakterielle oder Pilzinfektionen des Haarbodens, innere Infektionskrankheiten, Vergiftungen oder übermäßige Talgproduktion. Außerdem kennen wir noch den kreisförmigen Haarausfall am Kopf, Bart und Brauen. Seine Ursachen sind noch nicht genau bekannt. Meist heilt er von selbst wieder aus, wobei die Haare anfangs oft weiß nachwachsen.
Manche Kräuterzubereitungen können das Wachstum der Haare fördern, »Wundermittel« gegen Glatzen gibt es aber nicht.

Geeignete Heiltees und Kräutermischungen

Hautkrankheiten werden von außen durch Kräuterzubereitungen allein oder unterstützend behandelt. Zusätzlich kommen Tees zum inneren Gebrauch in Frage, die vorwiegend entschlackend und blutreinigend wirken.

Kräuter gegen Hautinfektionen
Wenn die Infektion keine Antibiotikabehandlung erforderlich macht, kommen desinfizierende und erweichende Kräuteranwendungen in Betracht. Sie werden als Auflagen, Waschungen oder Dämpfe angewendet. Von innen her können vor allem Vitamin-A-reiche Heilpflanzen die Heilung unterstützen.

Abszesse erfordern vor allem eine erweichende Behandlung von außen, damit der Eiter sich entleeren kann und der Herd vernarbt. Gelingt das nicht, dann droht die Eiterung ins Körperinnere durchzubrechen, unter Umständen eine sehr ernste Komplikation, die in jedem Fall die Heilung erheblich verzögert.
Gut bewährt haben sich feuchtheiße Auflagen mit *Bockshornkleesamen.* Dazu kocht man 1 Eßlöffel zerstoßenen Samen mit etwas Wasser unter dauerndem Rühren zu einem zähen Brei ein. Dieser wird fingerdick auf ein ausreichend großes Leintuch gestrichen. Man schlägt es oben wie einen Briefumschlag zusammen und legt das Päckchen mit der Unterseite, die nur aus einer Stofflage besteht, auf den Abszeß. Darüber kommt ein trockenes Leintuch und ein etwas größeres Wolltuch. Beide Tücher wickelt man ganz um den Körper herum. Die Anwendung dauert $1-1^1/_2$ Stunden und wird 4- bis 6mal täglich durchgeführt. Bricht der Abszeß nicht bald auf, muß der Arzt aufgesucht werden, der ihn operativ öffnet. Häufig auftretende Abszesse müssen immer fachmännisch untersucht und gezielt je nach Ursachen behandelt werden.
Der **Bartflechte** beugt man durch Desinfektion der Haut nach dem Rasieren mit *Kamillen-Thymian-Mischtee* vor. Die Kräuter werden zu gleichen Teilen gemischt und mit 1 Teelöffel pro Tasse kochendes Wasser als Hautwasser zubereitet.

Kräuter für die Verdauungsorgane: Enzian.

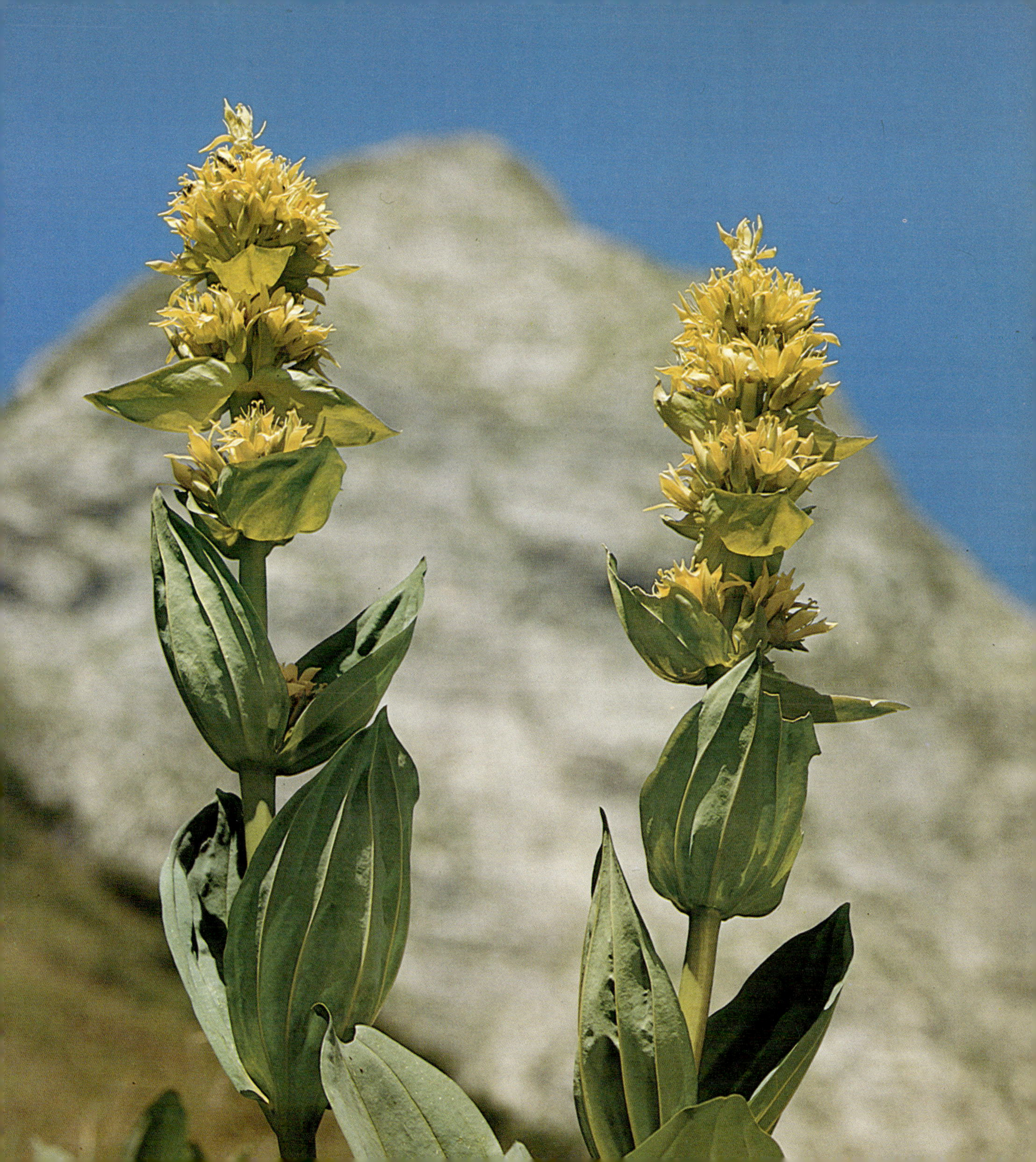

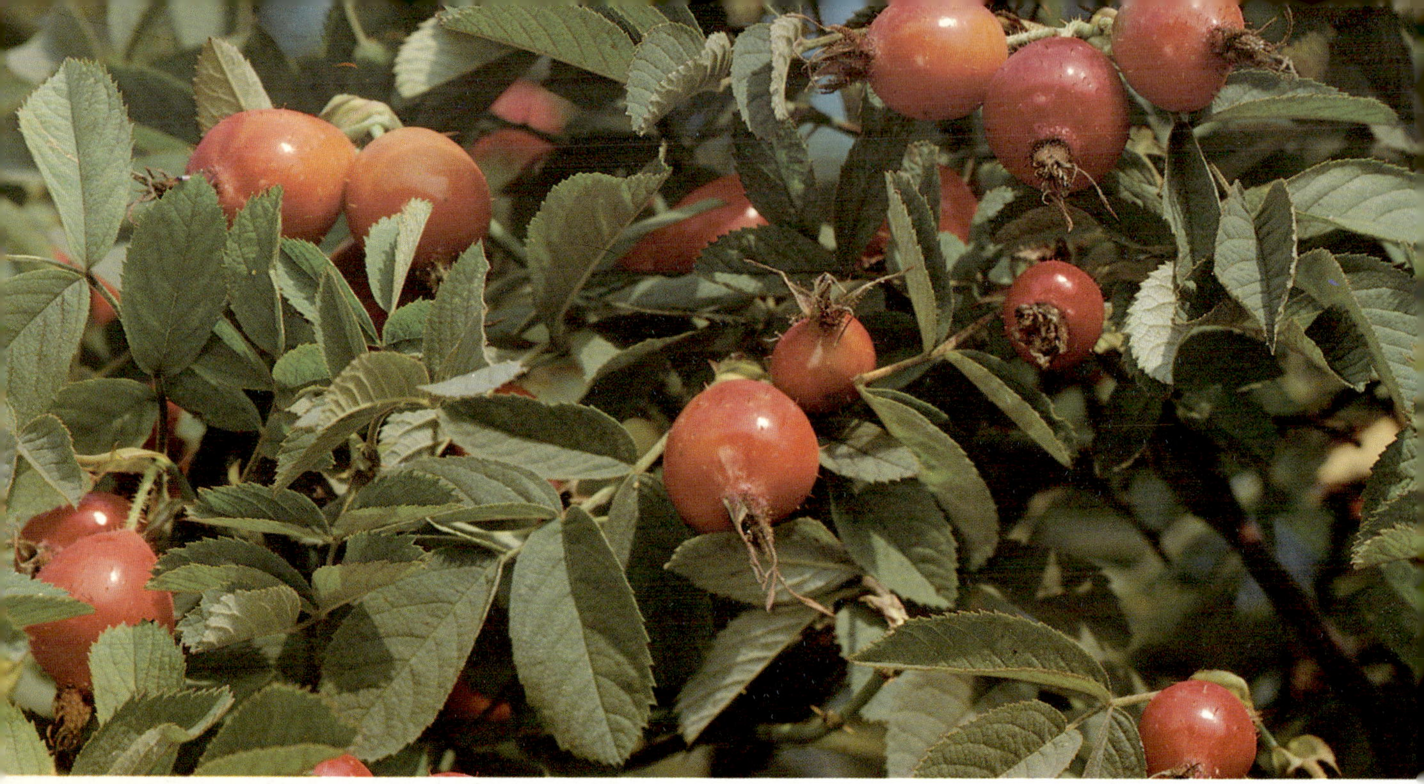

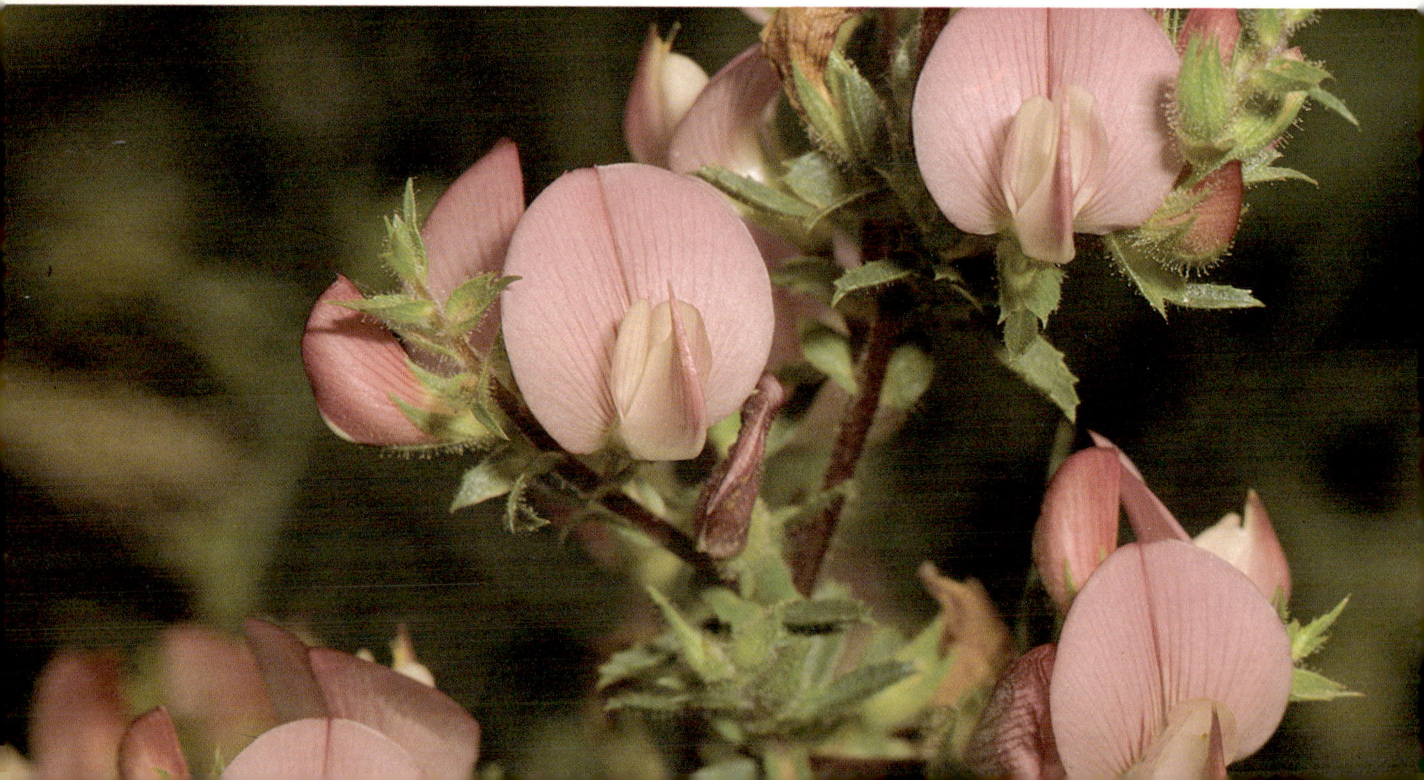

Besteht die Erkrankung bereits, eignen sich Gesichtsdämpfe mit Kamille (s. S. 24) und Gesichtswaschungen mit Ackerschachtelhalm-, Kamillen- oder Thymiantee. Der Gesichtsdampf wird 2- bis 3mal täglich durchgeführt. Zur Waschung bereitet man den *Ackerschachtelhalmtee* mit 1 Eßlöffel auf 1/4 l kochendes Wasser zu. *Kamillentee* stellt man zum äußerlichen Gebrauch mit 2 Teelöffeln Kamille auf 1/4 l siedendes Wasser her, *Thymiantee* mit 2 Eßlöffeln auf 1/4 l kaltes Wasser, das kurz aufkochen muß. Die Abwaschung erfolgt bis zu 6mal täglich. Die tiefe Bartflechte erfordert meist zusätzlich chemische Arzneimittel mit bakterien- und pilztötender Wirkung nach ärztlicher Verordnung.

Gegen **Furunkel** bewähren sich in leichteren Fällen Waschungen mit Ackerschachtelhalm, Kamille oder Thymian, Kamillendämpfe und Bockshornkleeauflagen. Oberlippen-, Nasenfurunkel, Furunkulose und Karbunkel müssen stets vom Therapeuten behandelt werden. Er wird aufgesucht, wenn die benachbarten Lymphknoten angeschwollen sind oder Fieber besteht.

Für Gesichtswaschungen eignet sich auch eine Teemischung wie folgt gut: je 1 Teil Ackerschachtelhalm und Thymian mit 2 Teilen Kamille, davon 2 Teelöffel auf 1 Tasse siedendes Wasser. Der Aufguß wird mehrmals täglich jeweils mit einem frischen Wattebausch aufgetragen.

Auch die **Akne** erfordert im Prinzip die gleiche Therapie wie Bartflechte und Furunkel. Durch Waschungen mit Ackerschachtelhalm-, Kamillen- und Thymiantee können Eiterungen und entzündliche Knötchen günstig beeinflußt werden. Der Gesichtsdampf mit Kamillen-Thymian-Tee eignet sich zur zusätzlichen Behandlung, vor allem aber vorbeugend zur Erweichung von Mitessern. Nach dem Dampf kann man diese Talgverhärtungen mit dem *Komedonenquetscher* (aus der Apotheke) ausdrücken und dadurch ihre Vereiterung verhindern. Eiterpusteln dürfen nach dem Gesichtsdampf ebenfalls mit den Kuppen der Finger ausgedrückt werden. Die Finger schützt man mit 2 ausgekochten Leinenläppchen vor der Berührung mit dem Eiter. Er darf nicht auf die gesunde Haut gelangen. Beim Ausquetschen müssen Verletzungen der Haut durch die Fingernägel vermieden werden. Abschließend wäscht man das Gesicht mit der oben genannten Teemischung nach, um neuen Infektionen vorzubeugen.

Harte, gerötete Knötchen dürfen nie ausgedrückt werden. Sie heilen am schnellsten durch Waschungen ab, jede Manipulation kann zur zusätzlichen Vereiterung führen.

Jeden 2. Tag sollten Aknepatienten die betroffenen Hautpartien – vor allem das Gesicht – mit *Wirsingkohlauflagen* behandeln. Die Anwendung wurde schon bei der Hautpflege beschrieben. Da die Kohlblätter der Haut Giftstoffe und Schlacken enziehen, bessert sich die Krankheit dadurch bald deutlich.

Innerlich unterstützt man die Therapie von Hautinfektionen durch Kräutertees mit blutreinigender Wirkung, die in einem späteren Kapitel noch ausführlich vorgestellt werden (siehe: Die blutreinigende Frühjahrskur). Ferner empfehlen sich vitaminreiche Rohkost, insbesondere Karotten, Kresse, Spinat und Tomaten, Meiden von Genußgiften und schweren, fetten, süßen oder »stopfenden« Speisen.

Als »Geheimtip« bei chronischen Hautkrankheiten

Kräuter für Nieren und Blase: Hagebutte (oben), Hauhechel (unten).

(vor allem Akne) gilt das eigentlich bei Atemwegserkrankungen angezeigte *Isländische Moos.* Diese Heilpflanze enthält reichlich Hautvitamin A und führt oft zu erstaunlicher Besserung. Der Tee wird mit 1 Eßlöffel Droge auf 1 Tasse siedendes Wasser zubereitet und muß 15 Minuten ziehen. Die Tagesdosis von 2 Tassen darf nicht länger als einen Monat ununterbrochen eingenommen werden.

Heilpflanzen gegen Hautallergien

Allergische Ausschläge erfordern in jedem Fall fachmännische Untersuchung. Unter Umständen kann der auslösende Stoff ermittelt und eine *Desensibilisierungsbehandlung* durchgeführt werden, um die Ursachen der Erkrankung zu beseitigen. Allerdings gelingt das nicht immer. Dann ist eine unspezifische Desensibilisierung zur Normalisierung der betroffenen Körperfunktionen allgemein mit Behandlung der Symptome angezeigt. Äußerlich verabreicht man hauptsächlich Waschungen mit Ackerschachtelhalm und Kamille, wie sie weiter oben schon vorgestellt wurden. Gegen Juckreiz und zur Linderung des Ausschlags bewähren sich zusätzlich Haferstroh- und Kleiebäder gut.

Zum *Haferstrohvollbad* bereitet man mit 1 großen Büschel Stroh auf 10 l kaltes Wasser die Abkochung zu. Sie soll ½ Stunde lang kochen. Dann gibt man den Sud ins 35–37 Grad warme Badewasser und badet darin etwa 20 Minuten. Für Teilbäder benötigt man entsprechend weniger Haferstrohtee.

Für das *Kleievollbad* füllt man 1 kg Kleie in ein Leinensäckchen, verschnürt es und kocht ebenfalls ½ Stunde in 5 l Wasser ab. Der Sud wird dem 35–37 Grad warmen Badewasser zugefügt, das Bad dauert rund 20 Minuten. Teilbädern gibt man sinngemäß weniger Kleieabkochung zu.

Gebadet wird nach Bedarf 2- bis 3mal wöchentlich oder täglich.

Die Therapie der **Nesselsucht** unterstützen vor allem Bäder und Waschungen mit Ackerschachtelhalmtee. Zur Waschung empfiehlt sich die weiter vorne genannte Mischung aus Ackerschachtelhalm und Kamille. Ackerschachtelhalmvollbädern gibt man den Aufguß aus 150 g Kraut auf 5 l kochendes Wasser (Teilbäder weniger) zu und badet darin bis zu 3mal täglich etwa 20 Minuten bei einer Wassertemperatur von 35–37 Grad. In schwereren Fällen sollte stets der Therapeut aufgesucht werden und stärker wirksame Heilmittel verordnen.

Das **Ekzem** erfordert immer fachmännische Behandlung, wenn möglich Desensibilisierung. Leider gelingt sie oft nicht oder nur unvollständig. Dann wird der Therapeut symptomatische Heilmittel verordnen. Grundsätzlich ist beim Ekzem die Reinigung mit Seife verboten. Nur reizlose, am besten angesäuerte Syndets (siehe Hautpflege) sind zum Waschen geeignet. Zur unterstützenden Behandlung bewähren sich Waschungen mit Ackerschachtelhalm, Eichenrinde, Kamille, Malve, Spitzwegerich, Stiefmütterchen und Tormentill oder Mischungen dieser Kräuter. Stiefmütterchen wird neben anderen blutreinigenden Kräutern auch innerlich verabreicht.

Die Kräuter werden zu Waschungen 4- bis 6mal am Tag wie folgt zubereitet:

- Ackerschachtelhalm als Aufguß mit 1 Eßlöffel Kraut auf ¼ l kochendes Wasser.
- Eichenrinde mit 2 Teelöffeln Rinde auf ¼ l kaltes Wasser, das man kurz aufkochen läßt.
- Kamille mit 3 Teelöffeln Kraut auf ¼ l kochendes Wasser.

- Malve mit 3–4 Eßlöffeln Droge auf 1/4 l kaltes Wasser, das man kurz aufkochen läßt.
- Spitzwegerich als Aufguß mit 2 Teelöffeln der Pflanzen auf 1 Tasse kochendes Wasser.
- Stiefmütterchen äußerlich mit 2 Eßlöffeln Droge auf 1/4 l kochendes Wasser; innerlich mit 1 Eßlöffel Droge pro Tasse kochendes Wasser, Tagesdosis 2 Tassen.
- Tormentill mit 1 Eßlöffel Kraut auf 1/4 l kaltes Wasser, das man kurz aufkochen läßt.

Kräutermischungen eignen sich zur Waschung oft besser, weil die verschiedenen Wirkstoffe sich ergänzen. Dazu noch 2 Rezepte:

- je 2 Teile Eichenrinde und Stiefmütterchen, je 1 Teil Ackerschachtelhalm und Malve. Mit 1–2 Eßlöffeln der Mischung auf 1/4 l kochendes Wasser bereitet man den Aufguß zu.
- 3 Teile Stiefmütterchen, je 2 Teile Kamille und Tormentill, je 1 Teil Ackerschachtelhalm, Malve und Spitzwegerich. Davon gibt man 2 Eßlöffel auf 1/4 l kochendes Wasser.

Innerlich empfiehlt sich gegen Ekzeme zum Beispiel die folgende Teemischung:

- 3 Teile Stiefmütterchen, je 2 Teile Ackerschachtelhalm und Löwenzahn, je 1 Teil Bruchkraut und Hauhechel. Davon gibt man 1 Eßlöffel auf 1 Tasse siedendes Wasser und trinkt täglich 2–3 Tassen über längere Zeit.

Hautflechten werden sinngemäß wie Ekzeme behandelt. Zusätzlich empfehlen sich äußerlich zu Waschungen noch Ehrenpreis, Eisenkraut, Königskerze, Ringelblume und Walnußblätter, zum Teil auch als Mischtee angewendet. Fachmännische Überwachung des Krankheitsverlaufs ist unentbehrlich. Zur Hautreinigung gebraucht man nur Syndets, keine normalen Seifen. Unterstützend bewähren sich noch UV-Bestrahlungen und Normalisierung gestörter Verdauungsfunktionen, insbesondere regelmäßige Stuhlentleerung.

Der *Ehrenpreis* galt in der Volksmedizin lange Zeit als Allheilmittel. Das Kraut wird mit 2 Eßlöffeln auf 1/4 l kochendes Wasser zur Waschung zubereitet. Unterstützend kann man innerlich täglich 3mal 2 Teelöffel Ehrenpreissaft aus dem Fachgeschäft in Milch einnehmen.

Auch *Eisenkraut* schätzte man in der Volksheilkunde seit der Antike als eine Art Universalheilmittel. Gegen Flechten bereitet man zur Waschung mit 2 Eßlöffeln Kraut auf 1/4 l kaltes Wasser den Kaltauszug zu, der 10 Stunden ziehen muß.

Waschungen mit *Königskerzentee* beeinflussen Flechten unter Umständen sehr gut. Dazu bereitet man aus 1 Eßlöffel Blüten auf 1/4 l kochendes Wasser den Aufguß zu und läßt ihn ziehen, bis er eine gelbliche Färbung annimmt.

Die *Ringelblume* eignet sich vor allem wegen ihres hohen Vitamin-A-Gehalts zur Waschung. Aufguß wird mit 1 Eßlöffel Droge auf 1/4 l kochendes Wasser zubereitet. Im Fachhandel erhält man auch fertige Salben, die nach Gebrauchsanweisung angewendet werden. Unterstützend bewährt es sich oft, innerlich noch Ringelblumentee einzunehmen. Er wird mit 1 Teelöffel pro Tasse siedendes Wasser zubereitet. Die Tagesdosis von 2 Tassen trinkt man schluckweise über den Tag verteilt.

Walnußblätter enthalten ähnlich wie Eichenrinde vor allem reichlich Gerbstoffe. Deshalb bewähren sie sich gut zur Waschung der Haut bei Flechten. Die Zubereitung erfolgt mit 1 Eßlöffel auf 1/4 l kaltes Wasser, und der Tee sollte nach dem Aufkochen etwa 10–15 Minuten ziehen. Zur biologischen Hautpflege bei Gesunden empfiehlt sich oft das fertige Walnußöl aus dem Fachgeschäft.
Eine *Kräutermischung* zur Waschung bei Flechten sei noch als Beispiel erwähnt:

- je 3 Teile Ehrenpreis und Stiefmütterchen, je 2 Teile Ackerschachtelhalm, Königskerze und Ringelblume, je 1 Teil Malve und Walnußblätter. Mit 1 Eßlöffel dieser Mischung auf 1/4 l kochendes Wasser bereitet man den Aufguß zu.

Behandlung anderer Haut-, Haar- und Nagelkrankheiten

Sommersprossen können nie ganz verhindert werden. Wichtig ist Meiden intensiver Sonnenbestrahlung und Schutz der Haut durch eine gute Lichtschutzsalbe. Im höheren Alter lassen die Sommersprossen meist von selbst deutlich nach.
Bleichmittel (Salben) sollten nur nach ärztlicher Verordnung gebraucht werden. Besser versucht man zunächst eine Kräuterbehandlung ohne Gefahr von Nebenwirkungen. Bewährt haben sich Hauswurz, Sonnentau und Einreibungen mit Zitronensaft.
Die dickfleischigen Blätter der *Hauswurz* werden zur Auflage auf einer Seite abgezogen und dachziegelartig aufgelegt. Diese Behandlung dauert jeweils 1 Stunde und sollte täglich 1- bis 2mal durchgeführt werden. Statt dessen kann man auch den Aufguß mit 2 Eßlöffeln Blättern auf 1/4 l kochendes Wasser zubereiten und damit 4- bis 6mal täglich das Gesicht waschen.
Der *Sonnentau* wird zur Waschung gegen Sommersprossen mit 1 Eßlöffel Kraut auf 1/4 l siedendes Wasser zubereitet und bewährt sich bei Langzeitbehandlung oft sehr gut. Zitronensaft als »biologisches Bleichmittel« trägt man kurmäßig 4mal täglich auf.
An **Muttermalen** manipuliert man möglichst überhaupt nicht, um einer krebsigen Entartung vorzubeugen. Kosmetisch störende oder sehr dunkle Leberflecke kann der Arzt operativ entfernen, um der möglichen späteren Entartung vorzubeugen. Heilkräuter tragen zur Therapie wenig bei, allenfalls in homöopathischer Zubereitung nach ärztlicher Verordnung. Lediglich eine Heilpflanze kann mit einiger Aussicht auf Erfolge angewendet werden, die in Westafrika heimische *Hunteria eburnea*. Sie beeinflußt über die Hirnanhangdrüse den Pigmentstoffwechsel der Haut. Dabei wird der Farbstoff aus den Leberflecken ausgeschwemmt und im Körper abgebaut. Die Droge ist nur in Form von Dragees unter dem Namen *»Nolimet«* bei uns in der Apotheke erhältlich. Sie sollte aber nur vom Fachmann verordnet werden, da sie gleichzeitig auch auf Herz und Blutdruck wirkt.
Vermehrtes Schwitzen erfordert sorgfältige Untersuchung durch den Fachmann. In der Mehrzahl der Fälle erklärt es sich aus vegetativen Fehlsteuerungen der Schweißdrüsen, also seelisch-nervösen Ursachen. Dagegen eignen sich alle später noch unter Nervosität genannten Kräuter. Besonders gut bewährt hat sich aber bei nervösem Schwitzen der *Salbei*. Über längere Zeit verabreicht, normalisiert er die Drüsen- und Nervenfunktionen günstig, ohne daß Müdigkeit am Tag oder unerwünschte Nebenwirkungen zu befürchten sind. Die Zubereitung erfolgt als Aufguß mit 2 Teelöffeln Salbei pro Tasse siedendes Wasser, Tagesdosis bis zu 3 Tassen über mindestens 6–8 Wochen.
Örtlich behandelt man übermäßigen **Hand-** und

Fußschweiß durch Teilbäder mit Eichen- und Weidenrinde. Die *Eichenrinde* wird zu diesem Zweck mit 100 g auf 5 l Wasser kalt angesetzt und muß kurz aufkochen. *Weidenrinde* bereitet man mit der gleichen Dosis zu, läßt aber zunächst 8 Stunden kalt ziehen und kocht dann 1/4 Stunde auf. In Eichen- und Weidenrindentee badet man die Hände oder Füße täglich 3mal über längere Zeit, bis die abnorme Schweißneigung nachgelassen hat. Zu stark darf der Schweiß aber nicht unterdrückt werden, sonst drohen oft verschiedene Krankheiten an anderer Stelle.

Nagelbettentzündungen und **-eiterungen** (Umlauf) können zunächst durch heiße Auflagen mit Bockshornklee behandelt werden, wie sie bereits beim Abszeß beschrieben wurden. Zusätzlich wird die Hand mehrmals täglich in Kamillen- oder Osterluzeitee gebadet. Dazu bereitet man aus 4 Teelöffeln Kamille auf 1/4 l kochendes Wasser den Aufguß zu und badet darin 4- bis 6mal täglich. Statt dessen kann man auch mit 2 Eßlöffeln Osterluzei auf 1/4 l siedendes Wasser ein Handbad herstellen, das ebenfalls 4- bis 6mal täglich verabreicht wird.

Dem **Haarausfall** beugt man durch regelmäßige richtige Haarpflege vor. Bei Veranlagung kann er zwar gebremst, aber doch nicht verhindert werden. Führen Erkrankungen der Kopfhaut oder Haare zum Haarausfall, eignen sich Kräuter zur unterstützenden Behandlung sehr gut. Zu empfehlen sind vor allem Birke, Brennesseln und Klettenwurzel.

Birkenwasser kauft man am besten fertig im Fachgeschäft und verwendet es zur Kopfhautmassage täglich. Wer den Tee vorzieht, bereitet ihn mit 2 Eßlöffeln Rinde auf 1/4 l kaltes Wasser zu, kocht kurz auf und läßt vor der Anwendung 2 Stunden ziehen.

Haarwasser aus *Brennesseln* stellt man mit 100 g Blättern auf eine Mischung aus 1/2 l Essig mit 1/2 l Wasser her. Die Mischung wird kalt angesetzt und muß kurz aufkochen.

Klettenwurzelöl erhält man im Fachhandel und wendet es nach Gebrauchsanweisung an, um die Kopfhaut zu massieren. Zu diesem Zweck kann auch die Abkochung angewendet werden. Man bereitet sie mit 1 Eßlöffel Klettenwurzel auf 1/4 l kaltes Wasser zu, läßt 5 Stunden ziehen und kocht dann kurz auf.

Gewöhnlich gebraucht man die Kräuterzubereitungen für die Haare täglich 1- bis 3mal. Sie werden in die Kopfhaut einmassiert. Dazu setzt man die Fingerkuppen fest auf den Haarboden und träufelt ein wenig Tee oder fertiges Öl darauf. Die Massage erfolgt sanft, indem man die Kopfhaut kreisend gegeneinander in Falten legt. Sie darf nicht durch scharfe Fingernägel verletzt werden.

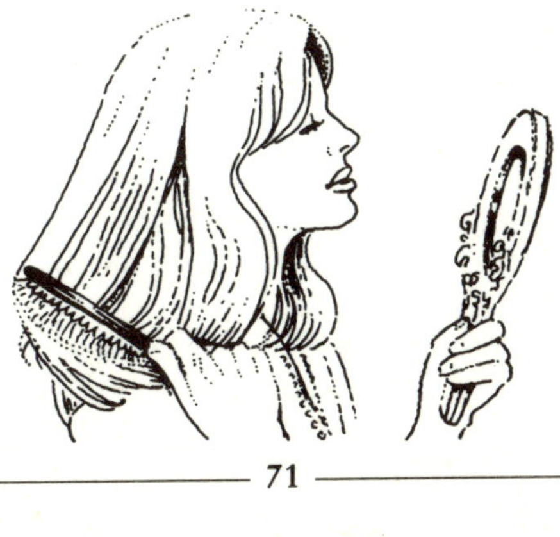

KRÄUTER BEI GICHT UND RHEUMATISMUS

Erkrankungen des rheumatischen Formenkreises erlebt wohl jeder Mensch irgendwann in der einen oder anderen Form einmal. Nicht selten geht die Krankheit ins chronische Stadium über, schädigt die Beweglichkeit immer mehr und endet schließlich im jahrzehntelangen Siechtum mit Frühinvalidität.
Zum rheumatischen Formenkreis gehören etwa 400 verschiedene Krankheiten. Die häufigsten wollen wir hier vorstellen. Grundsätzlich gilt, daß alle akuten rheumatischen Gelenkerkrankungen sofort ärztlich behandelt werden müssen. Heilkräuter eignen sich vor allem bei einfachen akuten Schmerzen der Muskeln, wie sie durch Zugluft auftreten (Muskelrheuma), und allen chronischen Rheumaformen, die Langzeitbehandlung erfordern. Gerade beim chronischen Rheumatismus sind die nebenwirkungsfreien Naturheilmittel meist vorzuziehen, denn chemische Medikamente werden oft von unerwünschten Nebenwirkungen begleitet, die unter Umständen schwerer als die eigentliche Erkrankung wiegen. Die Ursachen der Krankheit können chemische Schmerzmittel (und die meisten Rheumamittel sind nichts anderes) kaum beeinflussen. Ob Kräuter allein – innerlich und teilweise auch äußerlich angewendet – zur Behandlung ausreichen oder durch andere Arzneimittel ergänzt werden müssen, kann nur der Therapeut je nach Einzelfall entscheiden.

Warnzeichen der Gicht

Die Gicht wird zwar vererbt, gilt aber trotzdem als »Luxuskrankheit«, also als Folge falscher, zu reichlicher Ernährung. Vererbung allein kann Gicht nicht hervorrufen, sondern wird erst durch Diätfehler wirksam. Lebenslange mäßige Ernährung kann auch dann vor Gicht schützen, wenn sie vorher über Generationen hinweg regelmäßig auftrat. Da übermäßige Ernährung heute weit verbreitet ist, nimmt die Zahl der Gichtkranken seit geraumer Zeit immer mehr zu.

Das Leiden betrifft vor allem übergewichtige Männer jenseits des 30. Lebensjahrs.
Veranlagung zur Gicht bedeutet verminderte Ausscheidung von Harnsäure über die Nieren. Die Harnsäure lagert sich in den Geweben und Organen ein, bevorzugt im Gelenkknorpel. Meist betreffen die heftigen, anfallsweisen Gichtschmerzen das Grundgelenk der großen Zehe. Sie treten unvermittelt aus voller Gesundheit meist nachts auf. Im weiteren Verlauf der Krankheit reichert sich die Harnsäure auch in den Ohrläppchen, in den kleinen Finger- und Zehengelenken oder im Darm (Koliken) und in den Nieren (Steine) an. Knotige Anhäufungen von Harnsäure entstehen, die zu schwer heilenden Geschwüren aufbrechen können und die Gelenke bis zur völligen Gebrauchsunfähigkeit verkrümmen. So weit muß es nicht kommen, wenn die Krankheit rechtzeitig richtig behandelt wird.

Heilkräuter gegen Gicht

Die Behandlung der Gicht besteht vor allem aus harntreibenden, Harnsäure ausschwemmenden Heilpflanzen, unterstützt durch kalorienknappe, harnsäurearme Diät, die vor allem Alkohol, dunkles Fleisch, Kaffee und Schokolade streng meidet. Am besten ernähren sich Gichtgefährdete oder -kranke nach den Grundsätzen der vegetarischen Vollwertkost des Schweizer Ernährungsreformers Dr. Bircher-Benner. Wer durch Krankheitsfälle in der Familie erblich offensichtlich vorbelastet ist, muß daran besonders denken. Ohne Diät kann die Erkrankung nie ausgeheilt werden.
Akute Gichtanfälle werden durch Gichtkraut, in schweren Fällen durch das vom Arzt zu verordnende Gift der *Herbstzeitlose*, wirksam behandelt. Langzeitbehandlung mit der Herbstzeitlose ist nicht möglich, denn ihr Gift führt zu erheblichen Nebenwirkungen. Für den Hausgebrauch beschränkt man sich auf das gut wirksame, unschädliche *Gichtkraut*. Es wird innerlich und äußerlich angewendet. Zum inneren Gebrauch bereitet man den Tee mit 2 Teelöffeln Kraut auf 1 Tasse siedendes Wasser zu. Äußerlich verwendet man die in Tee getauchten Kompressen. Dazu stellt man den stärkeren Tee mit 2 Eßlöffeln Droge auf $1/4$ l kochendes Wasser her und taucht ein passendes Leintuch ein. Es wird warm auf das schmerzende Gelenk gelegt. Darüber wickelt man ein etwas größeres, trockenes Leintuch und ein noch etwas größeres Wolltuch. Die Packung dauert 1–1 $1/2$ Stunden. Meist lindert der Tee die Schmerzen in der Nacht so zufriedenstellend, daß man erst am nächsten Tag den Therapeuten aufsuchen muß.
Zur Behandlung akuter Gichtanfälle trinkt man sofort 1–2 Tassen Gichtkrauttee, zur Langzeittherapie nimmt man neben anderen Kräuterzubereitungen täglich 1 Tasse ein. Neben dieser Basistherapie ist Diät unentbehrlich.
Zur Ergänzung der Gichtkrautbehandlung empfehlen sich vor allem die folgenden Heilpflanzen als Tee und Auflage.

Apfelschalentee. Dazu verwendet man frische oder getrocknete Apfelschalen, die nicht mit Konservierungsmitteln behandelt wurden. Da dies nicht von außen erkennbar ist, kauft man die Apfelschalen am besten im Reformhaus. Der harnsäureausschwemmende Tee wird mit 10 g Schalen auf 1 Tasse siedendes Wasser hergestellt, Tagesdosis 3 Tassen.

Birkenblätter. Sie wirken stark harntreibend und bewähren sich deshalb gut bei erhöhten Harnsäureblutspiegeln. Den Tee bereitet man mit 1 Eßlöffel frischer Birkenblätter (getrocknete wirken kaum noch) auf 1 Tasse siedendes Wasser zu, läßt noch 2 Stunden ziehen und trinkt morgens nüchtern und nachmittags je 1 Tasse kalt. Da uns frische Birkenblätter nicht das ganze Jahr über zur Verfügung stehen, bevorzugt man oft den fertigen Birkensaft aus dem Fachgeschäft. Er wird mit 3 Eßlöffeln täglich in etwas Wasser eingenommen, wenn die Gebrauchsanweisung keine andere Dosis angibt.

Bohnenschalen. Dank ihrer stark harntreibenden Wirkung helfen auch sie bei erhöhten Harnsäurewerten. Das blausäureähnliche Gift der Bohnenschalen muß aber unbedingt durch Kochen zerstört werden. Deshalb setzt man 1 Teelöffel Schalen auf 1 Tasse kaltes Wasser 10 Stunden an und kocht dann kurz auf. Die Tagesdosis beträgt bis zu ½ l Tee.

Hagebutten. Die reifen Früchte gibt man mit oder ohne Samen zur erhöhten Harnsäureausscheidung. Sie zeichnen sich auch bei Langzeitgebrauch durch gute Wirksamkeit und Verträglichkeit aus. Außerdem führen sie dem Organismus reichlich Vitamin C zu. Den Tee bereitet man aus 1 Teelöffel Hagebutten auf 1 Tasse kochendes Wasser zu und läßt vor dem Trinken noch 1 Stunde ziehen. Die Tagesdosis beträgt bei Gicht mindestens 3 Tassen, bei Bedarf auch wesentlich mehr, um reichlich Harnsäure auszuschwemmen.

Löwenzahn. Da er sehr stark entschlackend wirkt, empfiehlt er sich besonders zur Vorbeugung und Behandlung erhöhter Harnsäureblutspiegel. Der Aufguß wird mit 1 Teelöffel Blätter pro Tasse siedendes Wasser zubereitet, Tagesdosis 2–3 Tassen. Statt dessen kann man auch täglich 2 Eßlöffel Löwenzahnsaft aus dem Reformhaus in der 6fachen Menge Wasser einnehmen.

Petersilie. Kraut, Samen und Wurzeln wirken harnsäurewidrig und können die Gichtbehandlung unterstützen. Überdosiert wird Petersilie aber zum Lebergift, deshalb ist Vorsicht geboten. Kraut und Wurzeln bereitet man als Aufguß mit 1 Eßlöffel Droge pro Tasse siedendes Wasser zu und trinkt täglich 2 Tassen. Samen werden zerstoßen als Abkochung zubereitet. Auf 1 Tasse Wasser gibt man 1 Teelöffel Samen und kocht kurz auf. Die Tagesdosis von 2 Tassen darf nicht überschritten werden. In welcher Form und wie lange Petersilie gegen Gicht verabreicht werden kann, entscheidet immer der Fachmann.

Wacholder. Holz und Beeren der Heilpflanze eignen sich neben Gichtkraut ganz besonders gut zur Gichtbehandlung. Sie erhöhen nicht nur die Harnsäureausscheidung, sondern beeinflussen gleichzeitig günstig den Stoffwechsel der erkrankten Gelenke. Nierenkranke dürfen Wacholder aber nicht anwenden, wenn der Therapeut die Droge nicht ausdrücklich verordnet hat. Gesunde erhalten niemals länger als 4–6 Wochen Wacholder, sonst drohen unangenehme Nebenwirkungen an den Nieren.
1 Teelöffel Beeren und/oder fein zerschnittenes Holz bereitet man auf 1 Tasse kaltes Wasser zu, kocht kurz auf und trinkt täglich 3–4 Tassen für 4–6 Wochen. Statt dessen kann man auch 4 Wochen lang täglich 7–10 Beeren kauen. Pfarrer Sebastien Kneipp empfiehlt nach seinen eigenen Erfahrungen, am 1. Tag der Kur 4 Beeren und dann jeden Tag eine Wacholderbeere mehr einzunehmen, bis man am 12. Tag bei 15 Beeren angekommen ist. Ab dem 13. Tag verringert man jeden Tag die Dosis wieder um eine Beere und beendet am 23. Tag wieder mit 4 Beeren. Diese Kur eignet sich auch zur Vorbeugung oder Nachbehandlung 2mal jährlich.
Abgesehen von den Auflagen mit Gichtkraut kann

man auch Gelenkwickel mit Arnika oder Kartoffelbrei anwenden.

Arnikawickel. Dazu bereitet man den Tee aus 2 Teelöffeln Kraut pro 1/4 l kochendes Wasser zu. Ein passendes Leintuch wird in den warmen Tee getaucht, leicht ausgewrungen und auf das Gelenk gelegt. Darüber wickelt man ein trockenes Leintuch und das etwas größere, trockene äußere Wolltuch.

Kartoffelbreisack. Zunächst besorgt man ein ausreichend großes Leinensäckchen. Dann werden in haushaltsüblicher Weise so viele Kartoffeln in der Schale gekocht, wie zum Füllen des Sacks erforderlich sind. Man füllt sie heiß in den Leinensack ein, bindet ihn zu und zerquetscht sie so mit dem Kartoffelstempel, daß keine größeren Teile mehr spürbar sind. Den Sack legt man heiß auf das Gelenk, darüber kommen wie beim Arnikawickel die beiden Trockentücher.
Die Gichtbehandlung kann durch 2–3 Kräuterbäder pro Woche unterstützt werden. Man führt sie bei Temperaturen zwischen 36 und 38 Grad durch und gibt Haferstroh, Rosmarin oder Wacholder zu. *Haferstroh* bereitet man mit 1 Büschel auf 10 l kaltes Wasser zu. Der Sud muß 30 Minuten kochen und wird dann abgeseiht dem Vollbad zugesetzt. *Rosmarin*-Badezusatz stellt man mit 50 g Droge auf 1/2 l siedendes Wasser her und gibt den Tee in ein warmes Vollbad. Da die Heilpflanze anregend wirkt, darf man nachmittags oder abends nicht mehr baden, sonst behindert sie unter Umständen den Schlaf. *Wacholderbäder* sind bei Nierenkrankheiten grundsätzlich verboten. Gesunde wenden sie nicht länger als 4–6 Wochen an, dann muß eine Pause eingelegt werden. Die Abkochung bereitet man mit 100 Beeren auf 1 l kaltes Wasser zu, kocht kurz auf und gibt den abgeseihten Tee dann ins warme Vollbad.

Kräutermischungen gegen Gicht
Gegen Gicht kann man verschiedene Kräutermixturen innerlich mit gutem Erfolg verabreichen. Bewährt haben sich zum Beispiel die folgenden Mischungen:

- 4 Teile Gichtkraut, 3 Teile Wacholderbeeren, je 2 Teile Hagebutten und Löwenzahn, 1 Teil Petersilie. Mit 1 Teelöffel der Mischung auf 1 Tasse kochendes Wasser bereitet man den Aufguß zu und trinkt täglich 3 Tassen. (Nie bei Nierenleiden anwenden – Wacholder!)
- je 3 Teile Ackerschachtelhalm, Gichtkraut und Löwenzahn, je 2 Teile Hagebutten und Petersilienkraut, 1 Teil Brennesseln. Auf 1 Tasse siedendes Wasser gibt man 1 Teelöffel der Mischung, Tagesdosis 3 Tassen.
- je 4 Teile Apfelschalen, Bohnenschalen und Gichtkraut, 3 Teile Löwenzahn, je 2 Teile Brennessel und Rosmarin, 1 Teil Ackerschachtelhalm. Davon gibt man 1 Teelöffel auf 1 Tasse siedendes Wasser und nimmt täglich 3 Tassen ein.

Die Teemischungen sollten immer kurmäßig mindestens 6, besser aber 10 Wochen und länger eingenommen werden, damit die überschüssige Harnsäure möglichst vollständig aus dem Blut und den Geweben ausgeschwemmt wird. Ob zusätzlich noch andere Heilmittel erforderlich sind, entscheidet immer der Therapeut.

Symptome von Gelenk-, Muskel- und Weichteilrheuma

Akute Entzündungen eines oder mehrerer Gelenke entstehen aus verschiedenen, zum Teil noch nicht restlos geklärten Ursachen. Neben dem eigentlichen Rheuma kommen auch verschleppte Krankheitserreger aus symptomarmen, chronischen Infektionsherden vor allem der Mandeln oder Zahnwurzeln, Knochenmarkentzündungen mit Durchbruch ins Gelenk oder Gelenktuberkulose in Frage. Symptomatisch sind Schwellungen, Schmerzen, Rötung und Hitzegefühl im Gelenk, manchmal kommt noch Fieber hinzu.

Gleiche Symptome kennzeichnen auch die von Anfang an chronisch verlaufende rheumatische Gelenkentzündung.

Alle plötzlich auftretenden rheumatischen Erscheinungen an den Gelenken erfordern unverzüglich fachmännische Untersuchung und Therapie. Die Krankheit muß vollständig ausgeheilt werden, sonst hinterläßt sie bleibende Gelenkschäden, und die Gelenke werden zu Infektionsherden, deren Erreger vor allem Herz und Nieren gefährden. Kräuter unterstützen die Therapie von innen her ebenso wie in Form von Auflagen oder Bädern von außen. Sie genügen aber nicht immer zur alleinigen Behandlung. Das kann nur der Therapeut im Einzelfall beurteilen.

Von akuten oder gleich chronischen Gelenkentzündungen unterscheidet man die nicht entzündliche *Gelenkabnutzung,* eine Verschleißerscheinung des Gelenkknorpels, die ältere Menschen häufiger betrifft. Verursacht wird sie zum Beispiel durch Gelenkschäden als Folge nicht richtig ausgeheilter Entzündungen, Verletzungen des Gelenks, Überbelastungen oder übermäßige, einseitige Beanspruchung des Gelenks, wie sie vor allem bei O- und X-Beinen auftritt. Die Krankheit beginnt schleichend mit anfangs leichten, allmählich aber zunehmenden Schmerzen im Gelenk, mäßiger Schwellung und Knirschen im Gelenk bei jeder Bewegung. Den Betroffenen fällt es schwer, wieder »in Gang zu kommen«, wenn sie längere Zeit saßen oder im Bett lagen.

Die zerstörten Gelenkteile können nicht mehr regeneriert werden. Ziel der Therapie muß es daher sein, die verbliebene Beweglichkeit zu erhalten und eine weitere Zerstörung des Gelenks zu verhindern. Dazu eignen sich Heilkräuter innerlich und äußerlich, meist kombiniert mit anderen bewährten Naturheilmitteln nach Verordnung des Therapeuten.

Muskel- und *Weichteilrheuma* tritt außerhalb der Gelenke, aber oft in deren näherer Umgebung auf. Echte rheumatische Ursachen sind dabei selten. Häufig entstehen die rheumaartigen Erscheinungen durch Zugluft, Überbeanspruchung oder Reizung von Nervenwurzeln bei Bandscheibenschäden. Zum Weichteilrheuma gehören Muskelhartspann, Sehnen-, Sehnenscheiden- und Schleimbeutelentzündungen. Allen gemeinsam sind Schmerzen und/oder Schwellungen der betroffenen Körperpartien, manchmal Rötung der Haut oder Knirschen und Reiben bei jeder Bewegung, unter Umständen auch Fieber. Die Beweglichkeit wird eingeschränkt. Zur Linderung der Schmerzen nehmen die Betroffenen oft eine gewisse Schonhaltung ein.

Zur Behandlung, die vom Fachmann überwacht werden sollte, eignen sich vor allem warme Auflagen und Bäder mit Zusatz von Kräutern, innerlich Rheumatees. In schweren Fällen müssen vorübergehend auch andere Heilmittel verordnet werden.

Hilfe durch Kräutertees von innen her

Zur Rheumabehandlung von innen eignen sich viele entzündungs- und schmerzlindernde, entschlackende Kräutertees. Einige lernten wir bei der Gicht bereits kennen. Als Hauptmittel wollen wir Birke, Brennessel, Gichtkraut, Hauhechel, Löwenzahn, Odermennig, Osterluzei, Raute, Stiefmütterchen, Veilchen, Wacholder und Weidenrinde vorstellen. In der Regel unterstützt man diese Tees durch äußere Anwendungen, die wir im nächsten Kapitel besprechen.

Birke. Wegen ihrer harntreibenden, entschlackenden Wirkung schätzt man Birkenblätter sehr zur Rheumatherapie. Sie leiten die Krankheitsstoffe aus, die mit zu rheumatischen Erkrankungen beitragen. Da die Droge aber nicht direkt schmerz- und entzündungshemmend wirkt, dient sie nur der unterstützenden Therapie.
Frische Birkenblätter bereitet man mit 1 Eßlöffel Blättern auf 1 Tasse kochendes Wasser zu. Dieser Aufguß muß noch 2 Stunden ziehen und wird kalt getrunken, die erste Tasse morgens nüchtern, die zweite am späten Nachmittag. Getrocknete Blätter wirken kaum noch. Deshalb muß man oft auf den fertigen Birkensaft aus dem Reformhaus zurückgreifen, wenn man keine frischen Blätter sammeln kann. Gewöhnlich nimmt man davon täglich 3 Eßlöffel voll ein. Die Behandlung soll kurmäßig mindestens 4 Wochen lang durchgeführt werden.

Brennessel. Das Unkraut zeichnet sich durch entschlackende Wirkung aus und enthält noch entzündungshemmende Kieselsäure, Vitamine, Mineralstoffe und Spurenelemente. Daher steht es in der biologischen Rheumatherapie in hohem Ansehen, vor allem kombiniert mit Löwenzahn. Der Aufguß wird mit 3 Teelöffeln Kraut auf 1 Tasse siedendes Wasser zubereitet und muß vor Gebrauch 10 Minuten ziehen. Die Tagesdosis von 3 Tassen sollte 6–8 Wochen lang eingenommen werden.
Das einfache, seit alters bekannte Hausmittel kann rheumatische Krankheiten vollständig ausheilen und beugt Rückfällen vor, wenn die Kur regelmäßig 2- bis 3mal jährlich für einige Wochen wiederholt wird.
Anstelle des Tees kann man auch Brennesselsaft aus dem Reformhaus in haltbarer Zubereitung (ohne Konservierungsmittel) einnehmen. Die Dosis beträgt morgens 2, mittags und abends je 1 Eßlöffel Saft jeweils 1/2 Stunde vor den Mahlzeiten und wird in der 6fachen Menge Wasser eingenommen.
Gichtkraut. Die Droge wirkt schmerz- und entzündungshemmend und leitet Krankheitsstoffe aus, die zu Gelenk- oder Weichteilrheuma führten. Die Tagesdosis beträgt zur Langzeittherapie 1 Tasse, als Aufguß mit 2 Teelöffeln Droge pro Tasse kochendes Wasser zubereitet. Gegen akut auftretende Beschwerden empfiehlt es sich, bis zu 2 Tassen Tee auf einmal zu trinken und die Behandlung durch Gichtkrautauflagen zu unterstützen.
Hauhechel. Von der Wurzel dieses Unkrauts darf man gut entschlackende Wirkung erwarten. Sie eignet sich daher zur unterstützenden Rheumatherapie für einige Tage. Nach etwa 4 Tagen läßt diese Wirkung rapide nach, und erst nach einwöchiger Pause kann Hauhechel wieder mit Erfolg für einige Tage verabreicht werden.
Den Aufguß bereitet man mit 2 Teelöffeln Wurzel pro Tasse kochendes Wasser zu, für die Abkochung setzt man die gleiche Dosis zunächst 8 Stunden lang mit 1 Tasse kaltem Wasser an und kocht dann kurz ab. Die Tagesdosis beträgt 2 Tassen.
Im allgemeinen gibt man Hauhechel zusammen mit anderen Kräutern in einer Teemischung.

Löwenzahn. Diese vielseitige Heilpflanze lernten wir bereits mehrere Male kennen. Gegen Rheuma bewährt sie sich wegen ihrer stark ausleitenden (entschlackenden) Wirkung gut, am besten kombiniert mit Brennesseln. Sie wird kurmäßig 6–8 Wochen lang eingenommen, zur Vorbeugung auch 2- bis 3mal jährlich jeweils einige Wochen lang.
Blätter und (seltener) Wurzeln des Löwenzahns bereitet man mit 1 Teelöffel auf 1 Tasse kochendes Wasser zu und trinkt täglich 2–3 Tassen. Saft aus dem Reformhaus empfiehlt sich vor allem in der kühleren Jahreszeit, wenn keine frischen Blätter gesammelt werden können. Davon nimmt man täglich 2–3 Eßlöffel in der 6fachen Menge Wasser ein.

Odermennig. Entzündungshemmende und durch Anregung der Leberentgiftung und Harnausscheidung entschlackende Wirkung empfehlen dieses Rosengewächs auch gegen rheumatische Erkrankungen zur unterstützenden Therapie. Besonders hervorzuheben ist noch der Gehalt an Kieselsäure mit günstiger Wirkung auf Knochen, Knorpel und andere Gewebe.
Zum Aufguß gibt man auf 1 Tasse kochendes Wasser 1 Eßlöffel Kraut, kocht kurz auf und läßt 10 Minuten ziehen. Die Tagesdosis beträgt 2 Tassen. Am besten eignet sich Odermennig als Bestandteil von Teemischungen.

Osterluzei. Die seit dem Mittelalter bekannte Droge hilft bei den rheumatischen Erkrankungen, die auf eine Infektion zurückzuführen sind. Sie regt den Organismus zur erhöhten Bildung von Freßzellen an, die als Bestandteil des körpereigenen Abwehrsystems Krankheitserreger vernichten und Zelltrümmer abbauen. Zwar genügt diese Wirkung kaum, um eine massive Infektion zu überwinden, gegen Rheuma kann Osterluzei aber zumindest die Antibiotikatherapie wirksam unterstützen und zur Nachbehandlung allein eingesetzt werden. Allerdings gehört die Droge zu den Giftpflanzen und muß deshalb streng nach Vorschrift eingenommen werden. Überdosierung kann zu ernsten Nebenwirkungen führen, extreme Überdosis begünstigt vielleicht (noch unklar und umstritten) sogar die Entstehung von Krebs.
Den Tee bereitet man als Kaltauszug mit 1 Teelöffel Droge pro Tasse kaltes Wasser zu und läßt 10 Stunden ziehen. Zur Abkochung gibt man 1 Eßlöffel Droge auf 1 Tasse kaltes Wasser und kocht 10 Minuten auf. Die Tagesdosis beträgt 2 Tassen.

Raute. Das würzig riechende, bitterscharf schmekkende Kraut gehört ebenfalls zu den Giftpflanzen und eignet sich deshalb nur bedingt zur Selbstbehandlung. Schwangere und Menschen mit bekannter Neigung zu Allergien verzichten ganz darauf. Die Anwendung erfolgt innerlich, zum Teil auch äußerlich. Schmerzen werden durch die Raute zufriedenstellend gelindert, auch wenn sie auf Nervenwurzelreizungen durch Bandscheibenschäden zurückzuführen sind.
Den Tee zum innerlichen Gebrauch bereitet man als Aufguß mit 2 Teelöffeln Kraut pro Tasse kochendes Wasser oder als Kaltauszug mit 1 Teelöffel auf 1 Tasse kaltes Wasser zu, der 10 Stunden ziehen muß. Die Tagesdosis von 1–2 Tassen darf nicht überschritten werden. Am besten gibt man die Raute nicht als Einzeltee, sondern als Bestandteil einer Teemischung.

Stiefmütterchen. Die Wildform dieser verbreiteten Zierpflanzen eignet sich gut zur Rheumatherapie. Im blühenden Kraut wurden entzündungshemmende, schmerzlindernde und entschlackende Wirkstoffe nachgewiesen, die teils durch vermehrte Harnausscheidung, teils durch erhöhte Schweißbildung Krankheitsstoffe ausscheiden.

Bewährt haben sich vor allem Teemischungen, die Stiefmütterchen neben anderen Kräutern enthalten. Ein Versuch lohnt sich aber auch mit dem Kraut allein. Es wird mit 1 Eßlöffel pro Tasse kochendes Wasser zubereitet, die Tagesdosis beträgt 2 Tassen. Überdosierung kann zum Erbrechen reizen. Angebaute Stiefmütterchen aus dem eigenen Garten eignen sich nicht zu Heilzwecken.

Veilchen. Ähnlich wie Stiefmütterchen enthält auch diese bekannte Heil- und Zierpflanze entzündungs- und schmerzlindernde Wirkstoffe und erhöht die Harnausscheidung. Wirkung darf man aber nur vom wilden Märzveilchen erwarten, die kultivierte Zierpflanze hilft wenig.
Den Tee bereitet man aus Blüten, Blättern und Wurzeln zu. Auf 1 Tasse kaltes Wasser gibt man 1 Teelöffel davon, kocht auf und trinkt täglich 3 Tassen zur unterstützenden Rheumatherapie. Bei Bedarf kann man Veilchentee auch äußerlich anwenden. Überdosiert erzeugt er Brechreiz.
Es wird empfohlen, das Veilchen stets zusammen mit anderen Kräutern als Teemischung einzunehmen.

Wacholder. Er gehört zu den wichtigsten Heilpflanzen bei der chronischen Gelenkabnutzung. Die Untersuchungen der modernen Arzneipflanzenforschung ergaben nämlich, daß Wacholder den Stoffwechsel der Gelenke verbessert. Außerdem wirkt er noch harntreibend und entschlackend. Diese Wirkung entsteht durch Nierenreizung. Deshalb dürfen Patienten mit bestehenden Nierenleiden Wacholder grundsätzlich weder innerlich noch äußerlich anwenden. Gesunde müssen die Kur auf 4–6 Wochen beschränken und dann eine längere Pause einlegen. Bewährt hat es sich, jährlich 2mal (am besten im Frühjahr und Herbst) Wacholderkuren zur Vorbeugung oder Vermeidung von Rückfällen durchzuführen. Gleichzeitig steigert man dadurch auch ganz allgemein die körpereigene Abwehr.
Innerlich gibt man Wacholderbeeren und fein zerschnittenes Holz als Abkochung mit 1 Teelöffel Droge auf 1 Tasse kaltes Wasser. Der Tee muß kurz aufkochen. Die Tagesdosis beträgt 3–4 Tassen. Wacholderbeeren kann man auch einfach zerkauen, Tagesdosis 7–10 Beeren für etwa 4 Wochen. Die Kur nach Pfarrer Kneipp stellten wir bereits an anderer Stelle vor. Sie beginnt mit 4 Beeren am 1. Tag, wird jeden Tag um 1 Beere gesteigert, bis man am 12. Tag bei 15 Beeren ankommt. Ab dem 13. Tag verringert man die Dosis täglich wieder um eine Beere und beendet die Behandlung am 23. Tag, wenn man wieder bei 4 Beeren angelangt ist. Die Erfahrung lehrt, daß man durch diese ein- und ausschleichende Dosierung oft besonders gute Ergebnisse erzielt.
Unterstützend kann man Wacholder als Bestandteil von Teemischungen und äußerlich in Form des Bads verwenden.

Weidenrinde. Die Rinde der Silber-(Korb-)weide enthält Vorstufen der Salizylsäure, die im Körper zur entzündungshemmenden, schmerzlindernden Substanz umgebaut werden. Chemischer Abkömmling der Salizylsäure ist die Azetylsalizylsäure, ein Bestandteil vieler fertiger Schmerzmittel. Solche fertigen Zubereitungen können vorübergehend gegen Rheuma empfohlen werden, aber nie zur Dauerbehandlung. Mißbrauch erzeugt Leber-, Nieren- und Blutschäden.
Wer den Tee vorzieht, bereitet ihn als Aufguß mit 5 g Rinde auf 1 Tasse kochendes Wasser zu und läßt mindestens 10 Minuten kochen. Statt dessen kann man die gleiche Dosis mit 1 Tasse kaltem Wasser 6–8 Stunden ansetzen und dann ebenfalls etwa 10 Minu-

ten abkochen. Die Tagesdosis soll 3 Tassen nicht übersteigen, sonst drohen unerwünschte Nebenwirkungen, manchmal (extreme Überdosis) sogar ernste Vergiftungen.
Abgesehen von den bisher vorgestellten einheimischen Heilpflanzen kann zur Rheumatherapie noch eine exotische Droge sehr empfohlen werden, die aus der südafrikanischen Kalaharisteppe stammt, die **Teufelskralle.** Die Wurzeln dieser Pflanze werden aus Tiefen unterhalb eines Meters ausgegraben. In verschiedenen klinischen Untersuchungen stellten sie ihre stark entgiftende, entzündungshemmende Wirkung immer wieder unter Beweis.
Zur Rheuma- oder Gichttherapie bereitet man den Tee wie folgt zu: 1 Eßlöffel Wurzel auf 1/2 l kochendes Wasser geben, 8 Stunden ziehen lassen und abseihen. Diese Tagesdosis nimmt man in 3 gleichen Portionen jeweils 10 Minuten vor den Hauptmahlzeiten kalt oder leicht angewärmt ein. Überdosierung verbessert nicht die Wirkung, führt aber meist zu Durchfällen.
Der Tee schmeckt unangenehm, trotzdem darf er nicht gesüßt werden. Die meisten Patienten gewöhnen sich bald an den Geschmack. Die Kur dauert je nach Verlauf der Krankheit 3–9 Wochen und kann auch zur Vorbeugung oder Nachbehandlung jährlich 2mal je 4 Wochen lang durchgeführt werden.
In Apotheken und Reformhäusern erhält man Teufelskrallentee und die geschmacksneutralen Kapseln, die nach Gebrauchsanweisung kurmäßig wie der Tee je 10 Minuten vor den Mahlzeiten eingenommen werden. Gewöhnlich beträgt die Tagesdosis 3mal 2 Kapseln.
Abgesehen von Rheuma und Gicht kann Teufelskralle noch zur Blutreinigung, bei Blasenleiden, Funktionsstörungen von Leber und Galle und allgemeinen Verdauungsstörungen verabreicht werden.

Bewährte Rheumateemischungen
Durch unterschiedliche Wirkungsweise der einzelnen Kräuterbestandteile können Teemischungen rheumatische Erkrankungen oft schneller und umfassender als Einzeltees beeinflussen. Der Fachhandel bietet zahlreiche fertige Mixturen an. Man kann sich die Teemischung aber auch selbst nach einem der folgenden Rezepte herstellen:

- je 3 Teile Brennessel, Gichtkraut, Wacholder und Weidenrinde, je 2 Teile Birke, Löwenzahn und Stiefmütterchen, je 1 Teil Odermennig und Raute. Davon gibt man 2 Teelöffel auf 1 Tasse kochendes Wasser und trinkt täglich 3 Tassen.
- zu gleichen Teilen Brennessel, Osterluzei, Veilchen, Weidenrinde und 2 Teile Wacholder. Mit 1 Eßlöffel der Mischung auf 1 Tasse kaltes Wasser die Abkochung zubereiten, die kurz aufkochen muß, Tagesdosis 3 Tassen.
- je 4 Teile Brennessel, Löwenzahn und Weidenrinde, je 3 Teile Birke, Bohnenschalen, Hagebutten und Hauhechel, je 2 Teile Ackerschachtelhalm, Pfefferminze, Stiefmütterchen, je 1 Teil Odermennig und Raute. Aus 2 Teelöffeln auf 1 Tasse siedendes Wasser bereitet man den Aufguß zu und nimmt 3 Tassen täglich ein.
- 3 Teile Weidenrinde, 2 Teile Gichtkraut, je 1 Teil Birke, Brennessel, Goldrute, Löwenzahn, Raute und Wacholder. Den Aufguß stellt man mit 2 Teelöffeln der Mischung auf 1 Tasse kochendes Wasser her und trinkt täglich 3 Tassen.

- 6 Teile Löwenzahn, je 5 Teile Ackerschachtelhalm, Brennessel und Schafgarbe, je 4 Teile Birke, Fenchel und Sennesblätter, je 3 Teile Berberitze, Eberesche und Wacholder, je 2 Teile Arnika und Ringelblume, je 1 Teil Holunder, Lindenblüten, Raute und Rosmarin. Davon gibt man auf 1/4 l kochendes Wasser 1 Eßlöffel und nimmt täglich 3 Tassen ein.

- 5 Teile Weidenrinde, je 4 Teile Brennessel, Holunder, Wacholder, je 3 Teile Ackerschachtelhalm, Birke, Bockshornkleesamen, Faulbaum, Spierstaude und Tausendgüldenkraut, je 2 Teile Brunnenkresse, Hagebutten und Lindenblüten, je 1 Teil Arnika, Berberitze, Bohnenschalen, Kamille, Pfefferminze, Schafgarbe. Mit 2 Teelöffeln pro Tasse kochendes Wasser den Aufguß zubereiten, Tagesdosis 3 Tassen.

- zu gleichen Teilen Teufelskralle, Wacholder und Weidenrinde. 1 Teelöffel Teufelskralle mit 1/4 l siedendem Wasser aufbrühen und 8 Stunden ziehen lassen. Danach je 1 Teelöffel Wacholder und Weidenrinde mit 1/4 l kaltem Wasser ansetzen, etwa 10 Minuten aufkochen und heiß mit dem kalten Teufelskrallentee mischen. Diesen halben Liter Tee in 3 Portionen über den Tag verteilt jeweils 10 Minuten vor den Hauptmahlzeiten trinken. (Kurmäßige Einnahme empfiehlt sich vor allem bei Gelenkabnutzung.)

Wir kennen noch zahlreiche andere Teemischungen, diese mögen als Beispiele für gut wirksame Rheumatees aber genügen. Alle Mischungen mit Wacholder werden nicht länger als 6 Wochen ununterbrochen und nie bei Nierenleiden eingenommen.

Auflagen, Bäder und Wickel mit Kräutern

Die Wirkstoffe von Heilkräutern werden teilweise auch über die Haut aufgenommen. Diese Tatsache nutzt man, um Rheumakranken rasch durch lokale Anwendungen Linderung zu verschaffen. Auf diese Weise kann die Zeit bis zum Eintritt der Wirkung der inneren Behandlung überbrückt werden.
In Apotheken und Reformhäusern erhält man zahlreiche fertige Salben und Öle zum Einreiben von Gelenken und Muskeln. Sie bestehen meist aus verschiedenen schmerzlindernden, entzündungshemmenden und durchblutungsfördernden Kräutern und können wegen der einfacheren Anwendung und des standardisierten Wirkstoffgehalts sehr empfohlen werden. Besonders gut bewährt sich bei rheumatischen Erscheinungen verschiedener Ursachen das rezeptfreie japanische *Pfefferminzöl.* Am besten läßt man sich vom Therapeuten oder Apotheker über die geeigneten fertigen Spezialitäten beraten.
Statt dessen kann man auch verschiedene Heilpflanzen selbst zum äußeren Gebrauch zubereiten. Sie werden in Form von Auflagen oder Wickeln und als Badezusatz gebraucht. Die wichtigsten sollen hier vorgestellt werden.

Badezusätze gegen Rheuma
Das warme, entspannende Bad mit Kräuterzusatz eignet sich gut zur unterstützenden Rheumabehandlung von außen. Besonders rheumatische Muskelver-

spannungen werden gelöst und Schlacken ausgeschieden. Allerdings belasten die Bäder auch den Kreislauf und sind deshalb nicht immer erlaubt. Herz-Kreislauf-Kranke sollten erst nach Rücksprache mit ihrem Therapeuten, am besten vormittags und stets mit einem Helfer in Rufweite baden. Vollbäder strengen sie oft zu sehr an, Teilbäder werden besser vertragen. Die Bäder führt man 1- bis 3mal wöchentlich durch. Im Reformhaus erhält man dazu fertige Kräuterbadezusätze, die nach Gebrauchsanweisung anzuwenden sind. Statt dessen kann man den Zusatz auch selbst herstellen. Geeignet sind vor allem Ackerschachtelhalm, Fichtennadeln, Haferstroh, Lavendel, Rosmarin und Wacholder. Wacholderbeeren dürfen auch als Badezusatz von Nierenkranken nicht und von Gesunden nie länger als 6 Wochen ununterbrochen angewendet werden.

Ackerschachtelhalm. Die in der Droge reichlich enthaltene Kieselsäure unterstützt von außen her wirksam die Rheumatherapie. Der Badezusatz wird als Aufguß mit 150 g auf 5 l kochendes Wasser zubereitet und dem warmen Badewasser (etwa 38 Grad) zugefügt. Für Teilbäder verwendet man entsprechend weniger Tee.

Fichtennadeln. Sie wirken hautreizend, also durchblutungsfördernd, lösen Krämpfe und fördern die Ausscheidung von Krankheitsstoffen mit dem Schweiß. Zum Vollbad setzt man 1 kg zerhackter Nadeln und Zapfen mit 10 l kaltem Wasser an, kocht auf und gibt den abgeseihten Tee dann ins warme Badewasser. Zum Teilbad bereitet man weniger Abkochung zu.

Haferstroh. Das ausgedroschene Stroh enthält reichlich Vitamin A und wirkt ausleitend (entschlackend) über die Haut. Der Badezusatz wird mit 1 großen Büschel Stroh auf 10 l kaltes Wasser zubereitet und soll 1/2 Stunde kochen. Dann mischt man den Tee unter das Badewasser. Für Teilbäder benötigt man entsprechend weniger Haferstroh.

Lavendel. Die altbekannte Heilpflanze wirkt schweißtreibend, krampflösend und stoffwechselanregend. Zum Vollbad benötigt man die Abkochung aus 100 g Blüten auf 1 l kaltes Wasser. Sie muß kurz aufkochen, dann gibt man den Tee ins warme Badewasser. Dem Teilbad fügt man entsprechend weniger Tee zu.

Rosmarin. Er lindert rheumatische Schmerzen und Krämpfe der Muskulatur, regt die Durchblutung an, beseitigt Schwellungen und steigert den Stoffwechsel. Nachmittags oder abends darf aber nicht gebadet werden, die Anregung könnte sonst das Einschlafen behindern. Für ein Vollbad benötigt man den Aufguß aus 50 g Kraut auf 1/2 l kochendes Wasser, für Teilbäder entsprechend weniger.

Wacholder. Die Beeren regen auch von außen den Stoffwechsel der erkrankten Gelenke an, stärken die Abwehrfunktionen und leiten Krankheitsstoffe aus. Da die Wirkstoffe über die Haut in den Körper gelangen, müssen Nierenkranke auf das Bad verzichten, Gesunde dürfen es nicht länger als 6 Wochen unun-

Kräuter für die Haut: Ringelblume (oben), Sonnentau (unten), Königskerze (rechts).

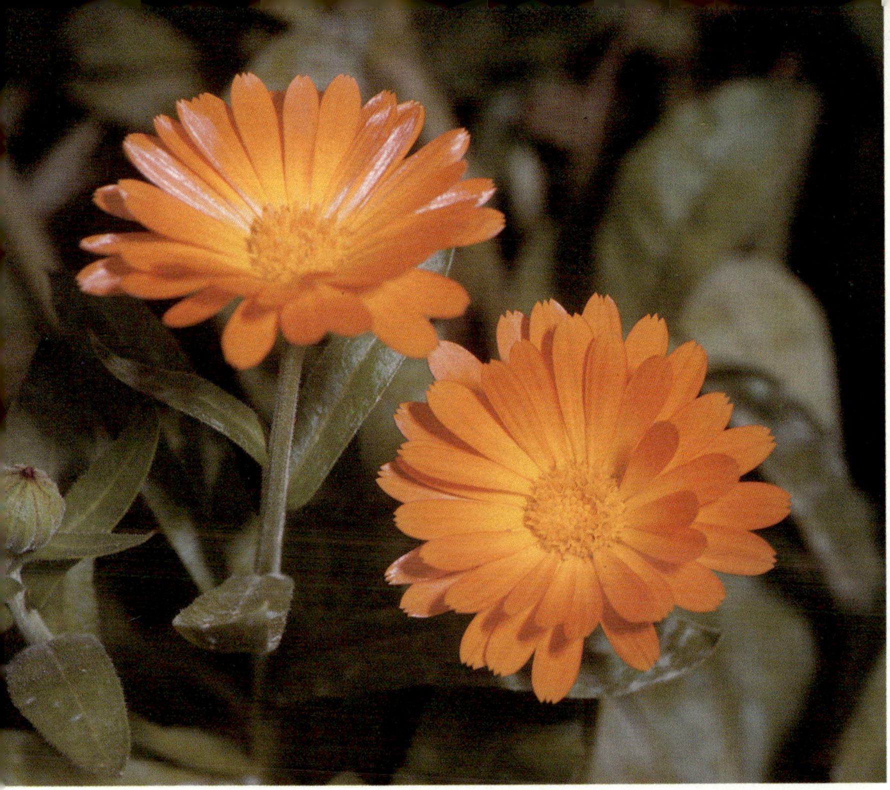

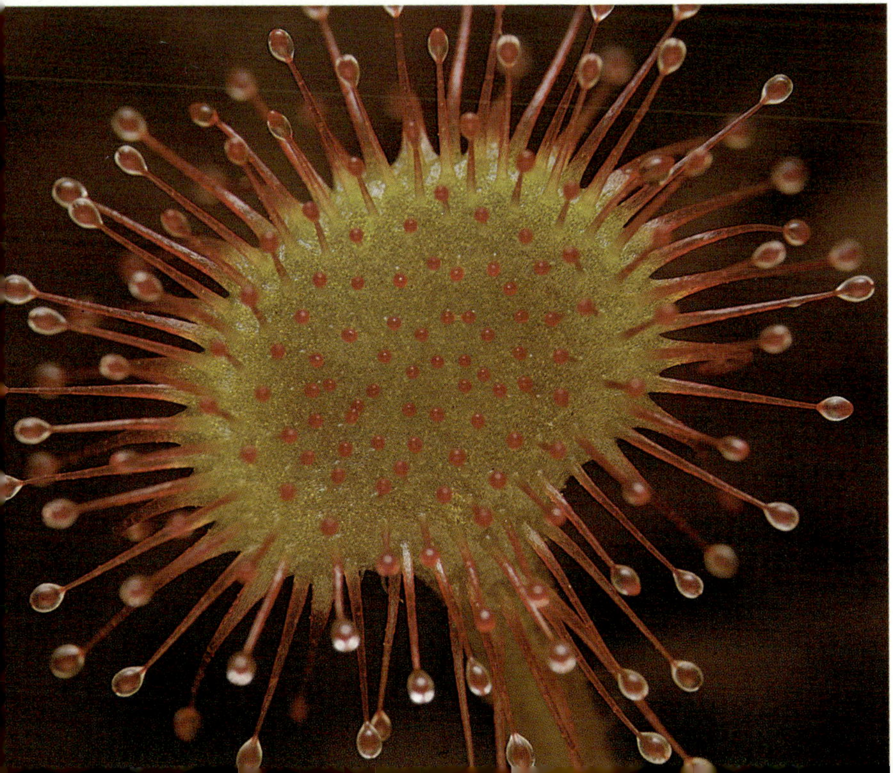

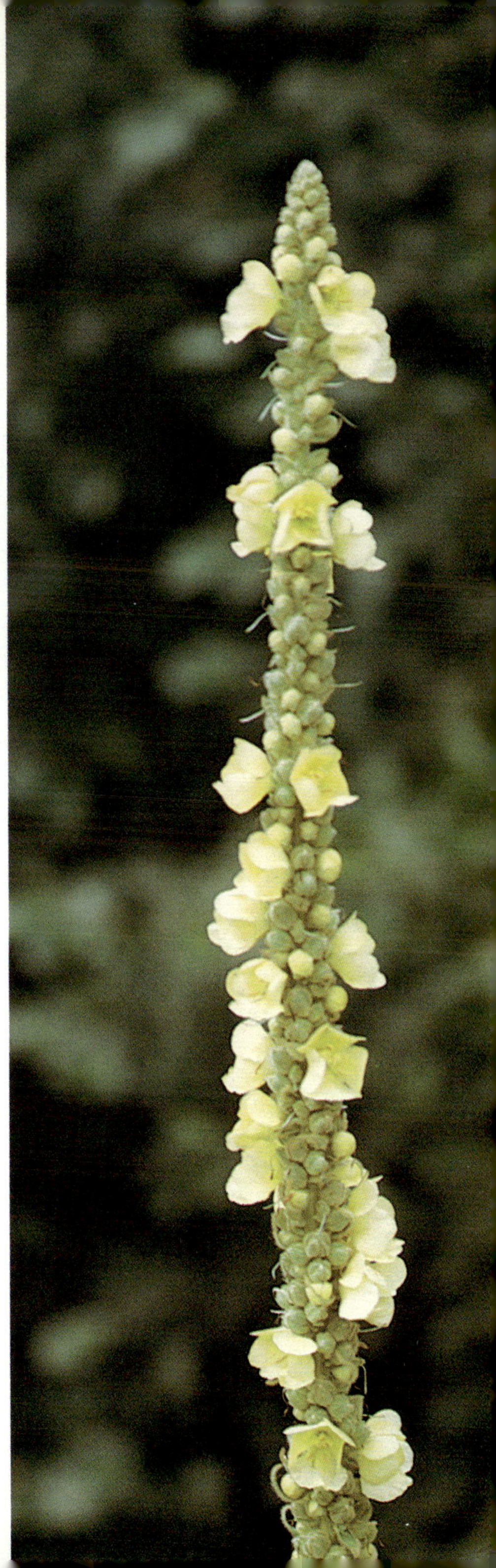

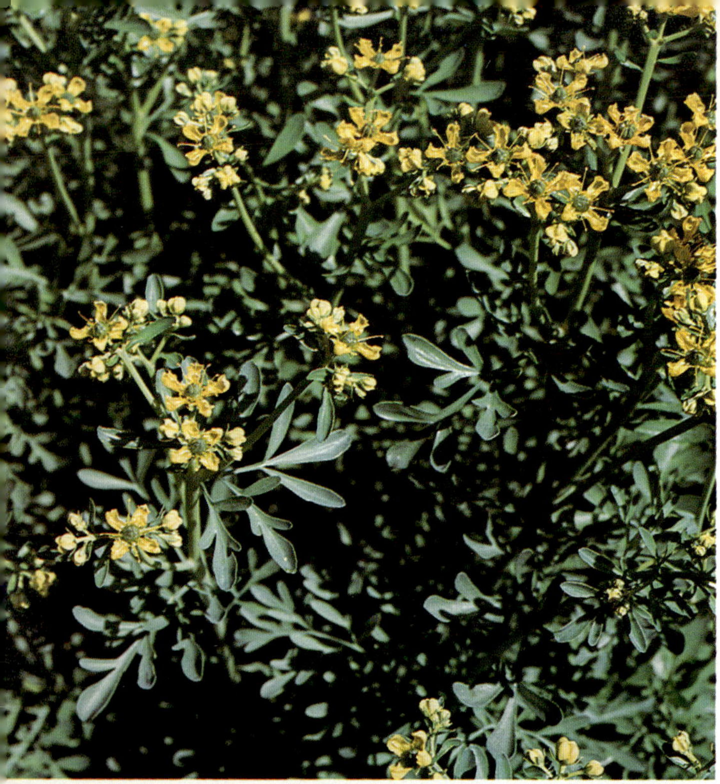
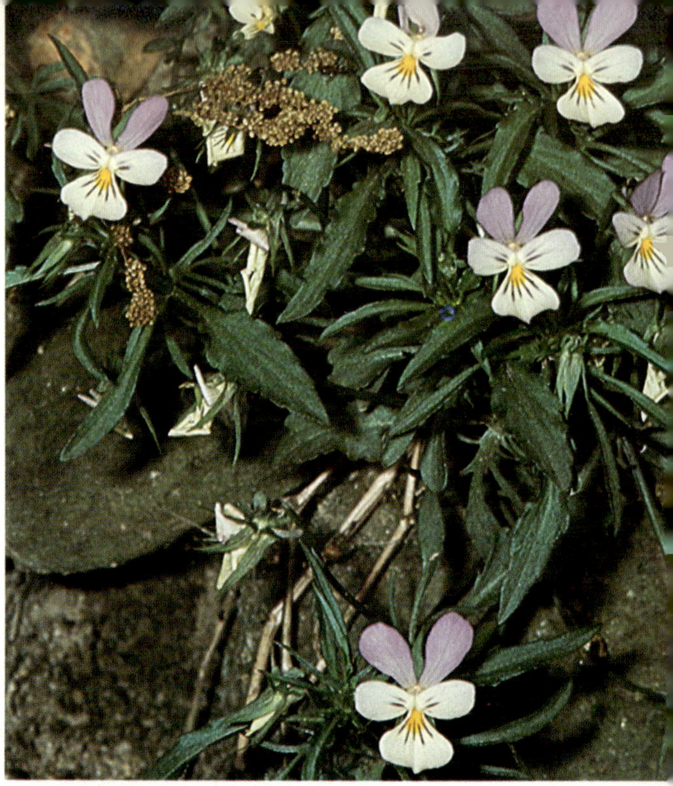
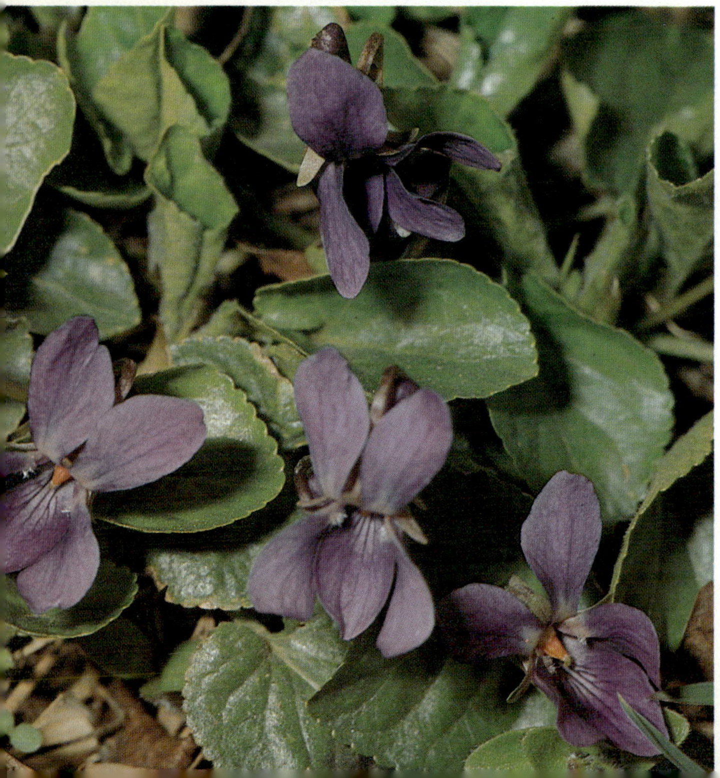
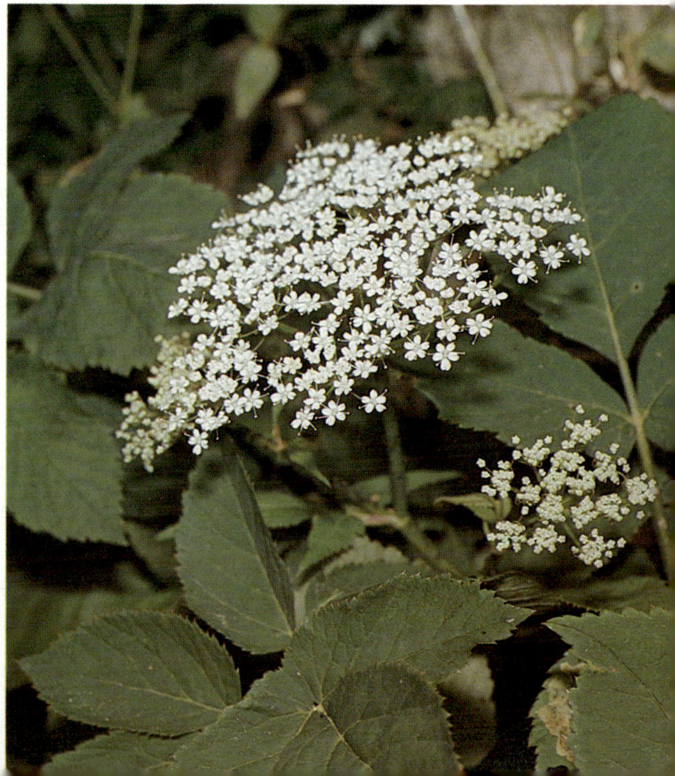

terbrochen anwenden. Als Badezusatz bereitet man mit 100 Beeren auf 1 l kaltes Wasser die Abkochung zu, läßt kurz aufkochen und mischt den Tee dann unter das warme Badewasser. Zum Teilbad benötigt man weniger Tee.
Bäder führt man immer am gut durchwärmten Körper im ausreichend warmen Baderaum durch. Das gilt für Rheumakranke ganz besonders, denn Kälteeinwirkung verschlechtert bei ihnen meist deutlich das Befinden. Das Bad dauert 15–20 Minuten. Danach sollten die Patienten noch etwa 1 Stunde im vorgewärmten Bett nachdünsten, um die Ausscheidung der Schlacken mit dem Schweiß nicht zu unterbrechen. Anschließend geht man kurz in ein lauwarmes Vollbad oder unter die lauwarme Dusche, erst danach trocknet man sich sorgfältig ab und kleidet sich wieder an. Diese Empfehlungen sollten auch bei Teilbädern beachtet werden.

Auflagen und Wickel gegen Rheuma

Für beide Anwendungen benötigt man stets 3 Tücher. Unmittelbar auf die zu behandelnde Körperzone kommt das ausreichend große Leinentuch, das in Kräutertee getaucht, leicht ausgewrungen und möglichst faltenfrei angelegt wird. Beim Wickel führt man das Tuch ganz um den behandelten Körperabschnitt herum, bei der Auflage wird das Tuch doppelt bis 6fach gefaltet und nur auf den Körper aufgelegt.

Kräuter bei Gicht und Rheumatismus: Raute (oben links), Stiefmütterchen (oben rechts), Veilchen (unten links), Gichtkraut (unten rechts).

Die beiden Trockentücher legt man immer wie beim Wickel an. Das mittlere Tuch besteht ebenfalls aus Leinen, soll aber etwas größer als das feuchte Innentuch sein. Den äußeren Abschluß bildet ein noch etwas größeres Woll-(Flanell-)tuch.
Die Wirkung warmer Wickel und Auflagen kann verstärkt werden, indem man eine Gummiwärmflasche auflegt. Heizkissen eignen sich nur, wenn sie ausdrücklich als feuchtigkeitssicher gekennzeichnet sind. Andernfalls besteht die Gefahr eines lebensgefährlichen elektrischen Unfalls. Zwischen Heizkissen und Wickel schiebt man vorsichtshalber immer noch eine feuchtigkeitsabweisende Nylonauflage ein.
Durch die Anwendung kommt es zur besseren Durchblutung, Verspannungen der Muskulatur werden gelöst, Schmerzen gelindert und Krankheitsstoffe mit dem vermehrten Schweiß ausgeschieden. Beendet wird nach etwa 1½ Stunden, wenn als Reaktion der Schweiß ausbricht. Danach dünstet man noch 1 Stunde im vorgewärmten Bett nach und beendet dann mit einer lauwarmen Abwaschung der behandelten Körperzone.
Unter Umständen wirkt Kälte bei akuten Entzündungen der Gelenke besser und stärker entzündungshemmend. Deshalb gibt es heute auch Kältebeutel im Fachhandel, die aber vom Fachmann verordnet werden sollten. Selbstbehandlung mit Kälte könnte die Krankheit verschlimmern, denn sie ist nicht immer angezeigt.
Als Zusätze zu Auflagen und Wickeln eignen sich die folgenden Heilkräuter gut.

Arnika. Kraut, Blüten und Wurzeln dieser bewährten Heilpflanze enthalten vor allem durchblutungsfördernde und entzündungshemmende ätherische Öle und Kieselsäure. Deshalb werden rheumaartige Schmerzen rasch und zuverlässig gelindert. Im Fach-

handel erhält man zu diesem Zweck Arnikatinktur und das hautreizende ABC-Pflaster aus Arnika, Belladonna (Tollkirsche) und Capsicum (Paprika). Sie werden genau nach Gebrauchsanweisung angewendet.
Zu Auflagen oder Wickeln kann man statt dessen auch den Aufguß mit 1 Eßlöffel Arnika auf 1/4 l kochendes Wasser verwenden. Das innere Leintuch wird in diesen Tee getaucht und warm aufgelegt, darüber kommen die beiden Trockentücher. Die Anwendung erfolgt 3- bis 4mal täglich über längere Zeit.

Beinwell. Die Wurzel dieser Heilpflanze empfiehlt sich bei allen krankhaften Veränderungen an Knochen und Gelenken, besonders auch bei der chronischen Gelenkabnutzung. Zu diesem Zweck kann man fertige Salben verwenden oder eine Packung zubereiten. Zunächst besorgt man sich ein passendes Leinensäckchen und füllt es zu 2/3 mit zerkleinerter Beinwellwurzel. Dann verschnürt man den Sack und kocht ihn in ausreichend Wasser etwa 10 Minuten. Die Packung muß auf 40–38 Grad abkühlen, ehe man sie auf das Gelenk legt und wie beim Wickel mit 2 Trockentüchern fixiert. Es empfiehlt sich, die Pakkung 4mal täglich zu wechseln.
Beinwellauflagen und -salben bewähren sich auch bei Weichteilrheuma gut, zum Beispiel Schleimbeutel-, Sehnen- oder Sehnenscheidenentzündung. Die Wurzel enthält Kieselsäure, ätherische Öle und Aminosäuren als Hauptwirkstoffe.

Gichtkraut. Die Anwendung des Krauts gegen Rheuma entspricht der gegen Gicht und wurde dort (siehe Seite 77) bereits beschrieben.

Kartoffelbreisack. Kartoffeln wirken harnsäurewidrig und können bei äußerer Anwendung krankhafte Ablagerungen in den Gelenken ausleiten. Außerdem dient der Sack als Wärmeträger mit krampflösender, durchblutungsfördernder Wirkung. Zunächst kocht man eine ausreichende Menge Kartoffeln in der Schale (als Pellkartoffeln) ab und füllt sie heiß in ein passendes Leinensäckchen. Mit einem Kartoffelstempel werden sie in dem Sack von außen zerkleinert, bis keine größeren Kartoffelstücke mehr spürbar sind. Diesen Sack legt man dann so heiß wie verträglich als Packung auf das betroffene Gelenk. Darüber kommen die beim Wickel üblichen beiden Trockentücher. Die Anwendung dauert meist 1 1/2–2 Stunden und kann täglich 2mal wiederholt werden.

Meerrettich. Dank seiner hautreizenden Wirkung dient der Meerrettich bei äußerlicher Anwendung der besseren Durchblutung und Abschwellung rheumatisch erkrankter Körpergebiete. Dazu verwendet man am besten den fertigen Meerrettich-(Kren-)Essig. Er wird 3mal täglich in die Haut eingerieben. Sie soll sich als Zeichen der Wirkung röten und leicht brennen.
Alte Rezepte empfehlen anstelle von Krenessig auch die fein geriebene Wurzel, die mit etwas Honig zu einer Salbe verarbeitet wird. Diese trägt man wie den Krenessig auf die zu behandelnde Körperzone. Sobald Brennen und Rötung als Reaktion auftreten, spült man die Salbe wieder ab und hüllt die behandelte Hautzone in ein vorgewärmtes Wolltuch.
Innerlich wird Meerrettich meist als Beilage zu verschiedenen Speisen, der Essig mit Wasser verdünnt auch zu Heilzwecken verabreicht. Vor der Anwendung sollte aber der Rat des Therapeuten eingeholt werden, denn die scharfe Wurzel muß bei manchen Krankheiten – vor allem Blasen-Nieren-Leiden – streng gemieden werden.

Melisse. Zur Rheumatherapie empfiehlt sich vor allem der fertige Melissenspiritus aus dem Fachgeschäft. Tee aus Blättern wirkt kaum gegen rheumatische Beschwerden. Bewährt hat sich Melisse dank ihrer krampf- und schmerzlindernden Wirkung vor allem bei Weichteilrheumatismus. Die Anwendung richtet sich nach der Gebrauchsanweisung der jeweiligen fertigen Spezialität.

Rosmarin. Wer kein Öl oder eine Salbe aus dem Fachgeschäft zur Einreibung verwenden will, bereitet den Rosmarinaufguß als Wickelwasser mit 1 Eßlöffel Kraut auf 1/4 l kochendes Wasser zu. In diesen Tee taucht man das innere Wickeltuch, legt es auf die zu behandelnde Körperzone und wickelt die üblichen beiden Trockentücher darüber. Auf diese Weise erzielt man von außen her eine gute Anregung der Durchblutung und des Stoffwechsels der Gelenke und Muskeln. Schlafbehinderung ist von lokaler Anwendung des Rosmarins kaum zu befürchten. Die Auflage kann deshalb – im Gegensatz zum Bad – täglich in gleichen Abständen für je 1 1/2–2 Stunden bis zu 4mal (auch abends) angewendet werden.

Sellerie. Die Knolle wirkt bei äußerlicher Anwendung hautreizend, leitet Schlacken und Ablagerungen durch die Haut aus und regt den Stoffwechsel des behandelten Körpergebiets an. An Wirkstoffen enthält sie vor allem ätherische Öle und Kieselsäure. Für Auflagen oder Wickel kocht man 100 g zerkleinerten Knollensellerie oder eine Mischung aus je 50 g Sellerieknolle und -blättern mit 1/2 l Wasser etwa 1/2 Stunde lang. Dann taucht man das innere Wickeltuch in den Tee, wringt es leicht aus und legt es auf die Haut. Darüber kommen die beiden Trockentücher. Die Anwendung wird beendet, sobald es als Reaktion zur Rötung mit leichtem Brennen der Haut kommt. Insgesamt kann der Wickel täglich bis zu 3mal durchgeführt werden.

Senf. Er wirkt stark hautreizend und schmerzlindernd, darf aber zu medizinischen Zwecken nur in Form fertiger Zubereitungen aus der Apotheke nach Anweisung des Therapeuten angewendet werden. Gegen Rheuma bewährt sich vor allem die Einreibung mit dem Senfölspiritus oder das Senfpflaster. Als Zeichen der Wirkung kommt es nach einigen Minuten zur starken, brennenden Rötung der behandelten Haut. Mit dieser Reaktion beendet man die Anwendung.

Verboten sind Senfzubereitungen in jeder Form (auch innerlich) bei bekannter Neigung zu Hautkrankheiten und allergischen Reaktionen. Überdosierung kann zu ernsten Hautschäden, innerlich zu Vergiftungen führen, die ärztliche Therapie erfordern.

Stiefmütterchen. Die entzündungshemmende und schmerzlindernde Wirkung der wildwachsenden Pflanze kann man zusätzlich zur inneren Anwendung auch äußerlich nutzen. Wer Gelegenheit dazu findet, legt das frische, zerquetschte Kraut direkt auf ein rheumatisch erkranktes Gelenk und befestigt diese Kompresse mit den gewohnten beiden trockenen Außentüchern. Bestehen offene Geschwüre oder Verletzungen der Haut, darf man das Kraut wegen der Infektionsgefahr nicht auflegen.

Häufiger wird man die Droge zum Wickelwasser verwenden. Dazu stellt man mit 2 Eßlöffeln Kraut auf 1/4 l kochendes Wasser den Tee her. Das innere Leintuch wird eingetaucht, leicht ausgewunden und kommt auf die erkrankte Hautzone. Darüber legt man die Trockentücher an. Die Behandlung dauert pro Anwendung etwa 1 1/2 Stunden und wird täglich bis zu 4mal durchgeführt. Gleichzeitige Einnahme des Tees verbessert die Wirkung.

Veilchen. Ähnlich wie die Stiefmütterchen wirken auch die wilden Märzveilchen entzündungs- und schmerzlindernd und sollten gleichzeitig innerlich und äußerlich angewendet werden, um eine stärkere Heilwirkung zu erzielen. Zum äußeren Gebrauch gibt man 1 Eßlöffel blühendes Kraut und zerkleinerte Wurzel auf 1/4 l kaltes Wasser. Diese Mischung muß kurz aufkochen, ehe man das innere Wickeltuch in den heißen Tee taucht und wie gewohnt anlegt. Die Auflage dauert jeweils rund 1 1/2 Stunden und soll täglich 3mal über längere Zeit wiederholt werden.

Ysop. Die früher beliebte Gewürz- und Heilpflanze hat heute viel an Bedeutung verloren. Hauptsächlich gab man sie einst zur Behandlung von Magen-Darm-Katarrhen und Wurmleiden innerlich und als Packung gegen Rheuma äußerlich. Die Anwendung als Wickel oder Auflage fördert vor allem die örtliche Durchblutung und beseitigt Schwellungen. Dazu bereitet man mit 1 Eßlöffel Kraut auf 1/4 l kochendes Wasser den Aufguß zu und feuchtet damit in gewohnter Weise das innere Tuch an. Fixiert wird die Kompresse dann durch die beiden trockenen Außentücher. Ysopauflagen kann man allein oder im Wechsel mit anderen Heilkräutern bis zu 4mal täglich für je 1 1/2–2 Stunden anlegen.

Zwiebel. Die bekannte Speisezwiebel spielt als vielseitiges Heilmittel in der biologischen Medizin eine wichtige Rolle. Gut bewährt sie sich auch als Packung bei rheumatischen Gelenkbeschwerden. Sie wirkt hautreizend, ausleitend und desinfizierend. Meist legt man die Zwiebelscheiben roh direkt auf die Haut und wickelt darüber die üblichen beiden trockenen Tücher. Manche Rezepte empfehlen zu diesem Zweck gebratene Zwiebeln. Ob diese besser wirken, konnte bisher aber noch nicht nachgewiesen werden. Im allgemeinen genügen daher die Auflagen mit rohen Zwiebelscheiben, die man erst unmittelbar vor der Anwendung zerschneiden darf. Die Auflage dauert etwa 1 Stunde und wird täglich bis zu 4mal angelegt. Tritt vorzeitige starke Hautreizung auf, beendet man die Anwendung früher.

Die gute Wirkung der verschiedenen äußeren Anwendungen bei Rheuma darf nicht davon abhalten, die Krankheit gleichzeitig von innen her zu behandeln. Das gilt auch dann, wenn äußerlich Salben oder Öle verabreicht werden. Nur durch Kombination der inneren und äußeren Anwendung lassen sich dauernde Heilungen selbst in chronischen Fällen noch erzielen.

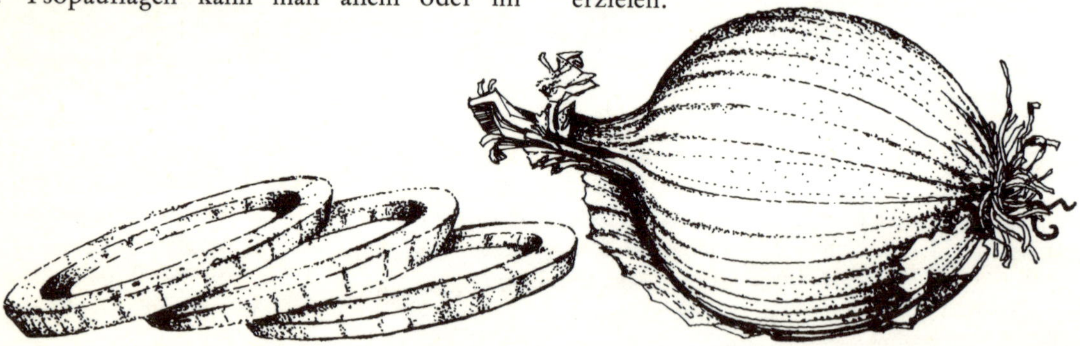

KRÄUTER FÜR NERVEN UND SEELENLEBEN

Nervosität und seelische Störungen, die oft mit körperlichen Beschwerden (psychosomatische Krankheiten) einhergehen, gehören zu den verbreitetsten Erkankungen überhaupt. Zum Teil kann man sie auf unsere in den letzten 100 Jahren tiefgreifend veränderten Lebensbedingungen zurückführen. Insbesondere die Reizüberflutung und der Streß des Alltags sowie die zunehmende Vereinsamung des heutigen Menschen trugen viel dazu bei.

Dem entspricht der seit geraumer Zeit in allen Industriestaaten der Erde allmählich, seit kurzem sogar sprunghaft ansteigende Verbrauch von Beruhigungs- und Schlafmitteln oder der auf das Seelenleben wirkenden Psychopharmaka. Untersuchungen aus jüngster Zeit ergaben, daß viele Menschen heute ohne solche Medikamente überhaupt nicht mehr auskommen. Sie nehmen regelmäßig und in steigender Dosis chemische Arzneimittel zur Beruhigung, Anregung und für den Schlaf ein, bis sie schließlich regelrecht suchtartig abhängig davon geworden sind und nur durch Entziehungskuren unter ärztlicher Aufsicht in Kliniken wieder von den Tabletten loskommen.

Darüber hinaus führt dieser Medikamentenmißbrauch aber auch zu ernsten körperlichen Schäden. Da chemische Arzneimittel im Grunde immer Gifte sind, müssen sie in der Leber umgebaut (entgiftet) werden, ehe die Nieren sie ausscheiden. Diese beiden Organe leiden daher ganz besonders unter Arzneimittelmißbrauch.

Natürlich wird man daraus kein völliges Verbot solcher Medikamente ableiten können. Die Schlaftablette ist bei einmaligem Gebrauch für ansonsten Gesunde bestimmt nicht schädlicher als eine unruhig im Halbschlaf durchwachte Nacht, das Beruhigungsmittel nach einer Aufregung sicher besser als die stundenlange Gereiztheit, mit der wir uns selbst und unserer Umgebung danach oft auf die Nerven fallen. Die Betonung liegt aber auf »einmalig«. Das übersehen viele Menschen, die einmal die angenehme Wirkung eines solchen Arzneimittels kennenlernten und

in Zukunft kritiklos bei jeder Gelegenheit wieder danach greifen, bis sie am Ende nicht mehr ohne diese »Lebenskrücken« leben können.
Pflanzliche Heilmittel gegen seelisch-nervöse Störungen führen nie zur suchtartigen Abhängigkeit. Nebenwirkungen sind bei bestimmungsgemäßem Gebrauch nie zu befürchten, selbst wenn sie lange Zeit eingenommen werden. Deshalb bieten sich die Heilkräuter als Alternativen für einschlägige chemische Mittel an. Da sie keinen chemischen »Kunstschlaf«, keine künstliche Euphorie, keine erzwungene Ruhe bewirken, sondern den Spannungszustand im Nervensystem harmonisieren, dessen Funktionen kräftigen und die Selbstheilungskräfte der Seele aktivieren, können sie auch nicht als »Lebenskrücken« zur Unterdrückung von Symptomen mißbraucht werden. Sie tragen zur Überwindung der Krankheitsursachen bei.
Natürlich kennen wir auch schwere Nervenleiden oder seelische Krankheiten, die zunächst massive chemische Therapie und andere Heilmethoden erfordern. Zur unterstützenden und Nachbehandlung empfehlen sich aber auch in solchen Fällen oft die verschiedenen Kräuterzubereitungen, die man am besten mit dem Therapeuten bespricht.
Bewährte einzelne Kräuter und Teemischungen gegen verschiedene Störungen des Nervensystems und Seelenlebens wollen wir in diesem Kapitel vorstellen. Reicht ihre Wirkung nicht aus, dann ist es immer an der Zeit, den Fachmann aufzusuchen, vielleicht auch einen Nervenfacharzt oder Psychiater zu konsultieren.

Heiltees gegen Kopfschmerz und Migräne

Der **Kopfschmerz** gehört zu den Krankheiten, die fast jeder von uns aus eigener Erfahrung kennt. In den meisten Fällen entsteht er vorübergehend aus harmlosen Ursachen und klingt bald wieder ab. Für solche Fälle eignen sich die hier genannten Kräuter besonders. Tritt Kopfschmerz dagegen immer wieder auf, oder besteht er sogar dauernd, dann sollte sobald wie möglich der Arzt oder Heilpraktiker aufgesucht werden. Zwar können die Ursachen ebenfalls harmlos sein, zuweilen verbirgt sich dahinter aber auch eine ernste Krankheit.
Grundsätzlich bestehen keine Bedenken, wenn ansonsten Gesunde gegen akut auftretenden Kopfschmerz einmal eine Schmerztablette einnehmen. Das muß aber unbedingt die Ausnahme bleiben. Wer Kopfschmerzen regelmäßig durch frei verkäufliche Schmerztabletten behandelt, ohne die Ursachen durch fachmännische Untersuchungen feststellen und gezielt behandeln zu lassen, wird sie auf diese Weise nicht verlieren können. Zunächst muß die Schmerzmitteldosis immer weiter erhöht werden, um noch die gewünschte Wirkung zu erzielen. Schließlich kommt es zur suchtartigen Abhängigkeit und zum »Kopfschmerzmittel-Kopfschmerz«, der durch das überdosierte Schmerzmittel erzeugt wird und auf Tabletten überhaupt nicht mehr anspricht. Zusätzlich stellen sich Schäden an Leber, Nieren, Blut und anderen Organen ein, die lebensgefährlich werden können. Daher gilt auch hier die Warnung: Hände weg von chemischen Mitteln, die nur die Symptome einige Zeit verdecken, die Ursachen aber kaum beseitigen. Wenn einfache Hausmittel nicht bald Besserung bringen, muß sobald wie möglich der Fachmann konsultiert werden.
Nach dem bevorzugten Sitz der Schmerzen im Schä-

del kann man auch ohne viel medizinisches Wissen manche Kopfschmerzursachen erkennen. Von dieser »Verdachtsdiagnose« hängt es dann ab, ob sofort der Therapeut aufgesucht oder zunächst einmal Selbsthilfe versucht wird. Wichtigste Erscheinungsformen von Kopfschmerzen sind:

- **Allgemeiner Kopfschmerz** (»Schädelbrummen«), häufig verursacht durch seelisch-nervöse Ursachen, wie Ärger, innere Konflikte, Sorgen und Überanstrengung, nach Alkohol-, Nikotinmißbrauch, bei Stuhlverstopfung oder als Folge von Infektionskrankheiten, vor allem bei Erkältung oder Grippe.
- **Stirn-Nacken-Kopfschmerz** deutet oft auf rheumatische oder Abnutzungserscheinungen an der Halswirbelsäule, Verkrampfungen der Nackenmuskulatur, Nasennebenhöhlen- oder Zahnwurzelentzündungen hin.
- **Hinterkopf-Schädel-Kopfschmerz,** zum Teil verbunden mit Brechreiz, Übelkeit und Sehstörungen, entsteht vor allem bei Arterienverkalkung, Bluthochdruck, Gehirn-, Hirnhauterkrankungen oder Hirnhautreizung durch Fieber oder Sonnenstich.
- **Schläfenkopfschmerz** kann blitzartig auftreten und deutet dann auf eine gefährliche Entzündung der Schläfenarterie hin, die fast immer nur Raucher betrifft. Sie erfordert unverzüglich fachmännische Behandlung.
- **Augenhöhlenkopfschmerz,** der in den Schädel ausstrahlt, kennzeichnet oft einen akuten Glaukomanfall (grüner Star) mit Anstieg des Augeninnendrucks, der unbehandelt in kurzer Zeit zur Erblindung führen kann.

Selbsthilfe ist nur dann erlaubt, wenn offensichtlich keine bedrohlichen Ursachen bestehen und der Kopfschmerz bald wieder verschwindet und nicht häufig oder regelmäßig wiederkehrt.

Zu den heftigsten Schmerzen, die ein Mensch ertragen muß, gehört der *Migräneanfall.* Die Krankheit tritt familiär gehäuft auf und erklärt sich wahrscheinlich zumindest teilweise aus Erbanlagen, die aber erst bei zusätzlichen begünstigenden Einflüssen zur Krankheit führen. Oft kündigt sich der Anfall durch Vorboten, wie Flimmern vor den Augen, abnorme Müdigkeit und Gereiztheit, einige Zeit vorher an. Dann tritt der typische einseitige (seltener doppelseitige) Kopfschmerz in Stirn, Schläfen und Augenhöhlen auf. Im Laufe des Anfalls kann die betroffene Seite wechseln. Außer Schmerzen bestehen Brechreiz, Übelkeit, Überempfindlichkeit gegen Licht und Geräusche, Blässe oder Rötung des Gesichts, manchmal Doppeltsehen und Sprachstörungen. Gegen Ende des Anfalls und danach kommt es zur stark vermehrten Harnausscheidung.

Der Anfall dauert Stunden bis Tage und betrifft Frauen häufiger, darf aber nicht als reines »Frauenleiden« angesehen werden. Auch Männer und Kinder können unter Migräne leiden. Neben der Erbanlage kommen als Ursachen wahrscheinlich noch allergische, hormonelle und seelisch-nervöse Störungen hinzu. So kann zum Beispiel ein Zusammenhang zwischen Menstruation, Schwangerschaft oder Wechseljahren und dem Verlauf der Migräne bestehen. Er erklärt, weshalb Frauen mit ihrem komplizierteren Hormonsystem häufiger als Männer zur Migräne neigen.

Von dieser klassischen Migräne zu unterscheiden ist der *migräneähnliche Kopfschmerz* durch krankhafte Veränderungen an der Halswirbelsäule. Dabei werden Nervenwurzeln gereizt, die aus den Wirbellöchern der Halswirbelsäule austreten. Die Reizung erzeugt heftige Schmerzen, die oft in erkennbarem

Zusammenhang zu Bewegungen des Kopfs stehen. Diese Form bezeichnet man auch als Migraine cervicale (cervix = Hals).

Als weitere Sonderform der Migräne kennen wir noch die *Ménière-Krankheit.* Dabei wird der Migräneanfall von Schwindel und einseitiger Schwerhörigkeit mit Ohrensausen begleitet. Hörstörungen können auch außerhalb des akuten Anfalls bestehen und bis zur völligen Taubheit führen. Die Ursachen dieser Krankheit sind noch nicht völlig aufgeklärt. Wahrscheinlich liegen Durchblutungsstörungen im Innenohr vor, das unter anderem auch für den Gleichgewichtssinn zuständig ist.

Die starken Schmerzen bei akuten Migräneanfällen sprechen oft nur auf entsprechende chemische Schmerzmittel an. Deshalb muß die Erkrankung stets vom Fachmann behandelt werden. Kräuter eignen sich in verschiedener Zubereitung zur unterstützenden Therapie – insbesondere bei den Anfällen, die auf seelisch-nervöser Grundlage entstehen. Allerdings darf man sich nie damit zufriedengeben, die Schmerzen nur zu lindern. Es gilt, den Ursachen der Migräne auf die Spur zu kommen und diese dann soweit wie möglich gezielt auszuschalten. Das kann langwierige und nicht immer gleich erfolgreiche Therapie bedeuten, ist aber der beste Schutz vor dem sonst fast unumgänglichen Mißbrauch von Schmerzmitteln.

Als Hauptmittel gegen Kopfschmerz und Migräne bewähren sich Baldrian, Kümmel, Melisse, Pfefferminze und Rosmarin, außerdem können im Einzelfall noch Eisenkraut, Frauenmantel, Raute, Ringelblume und Senf sowie der Waldmeister angezeigt sein. Die Heilpflanzen werden innerlich, zum Teil auch äußerlich angewendet. Giftige Arzneipflanzen, wie Eisenhut und Stechapfel, bleiben stets ärztlicher Verordnung vorbehalten. Häufig gibt man sie nur in homöopathischen Verdünnungen.

Baldrian. Der Wurzelstock wirkt unmittelbar auf das zentrale und vegetative Nervensystem und kann vor allem die Kopfschmerz- und Migräneanfälle aus seelisch-nervöser Ursache günstig beeinflussen. Verboten ist die Anwendung bei Epileptikern.

Dauernde Besserung kann man nur bei kurmäßiger Einnahme über Wochen bis Monate erwarten, obwohl der Tee natürlich auch vorübergehende akute Kopfschmerzen lindert. Überdosierung verbessert nicht die Wirkung, sondern führt zu einer leichten Vergiftung mit Übelkeit, Verdauungsstörungen und Kopfschmerzen.

Im Fachhandel erhält man zahlreiche fertige Baldrianzubereitungen, die wegen ihrer standardisierten Wirkstoffmengen oft dem Tee vorzuziehen sind. Der Kräutertee wirkt am besten als Kaltauszug mit 2 Teelöffeln Kraut auf 1/4 l Wasser, was 12–24 Stunden ziehen muß. Die Tagesdosis beträgt 2 Tassen. Zur *Soforthilfe* bei Kopfschmerz und Migräne bereitet man den Aufguß mit 1 Teelöffel pro Tasse kochendes Wasser zu und gibt täglich bis zu 3 Tassen gegen akute Beschwerden.

Eisenkraut. Dem Kraut sagt man seit alters nach, daß es die Gehirnfunktionen günstig beeinflußt. Diese Wirkung kann heute allerdings noch nicht genau erklärt werden. Nach praktischen Erfahrungen bewährt sich die früher als heilig verehrte Wurzel vor allem gegen Kopfschmerzen, die im Zusammenhang mit der Monatsblutung der Frau auftreten, sowie bei Migräneanfällen, die vor, während oder nach der Menstruation entstehen oder sich in den Wechseljahren verschlimmern. Manchmal genügt Eisenkraut zur Behandlung allein, oft empfiehlt es sich aber als Bestandteil einer Teemischung. Einzeltee wird als Kaltauszug mit 1 Eßlöffel Kraut auf 1/4 l kaltes Wasser 10 Stunden angesetzt, Tagesdosis 2 Tassen.

Frauenmantel. Wie schon der Name andeutet, eignet sich auch diese Heilpflanze vor allem für Frauen. Wenn Kopfschmerz- oder Migräneanfälle in Zusammenhang mit Menstruation oder Wechseljahren auftreten, sollte das Kraut deshalb nie im Mischtee fehlen. Auch als Einzelmittel kann es angewendet werden. Dazu bereitet man den Tee mit 3 Teelöffeln Kraut auf 1/4 l kochendes Wasser zu, läßt etwa 10 Minuten ziehen und trinkt diese Menge als Tagesdosis.

Kümmel. Dem Kümmel sagt der Volksmund nach, daß er einen klaren Kopf macht. Tatsächlich wirkt er beruhigend und krampflösend. Innerlich wird er meist nur bei Verdauungsbeschwerden verabreicht, gegen Kopfschmerz und Migräneanfälle legt man einen Kopfwickel mit Kümmel an.
Einfachste Form der Zubereitung ist der Brei aus zerquetschten Kümmelfrüchten, die man in wenig Wasser kurz aufkocht. Dieser Brei wird dann auf ein passendes Leintuch gestrichen. Man legt es auf die Stirn und befestigt mit 2 Wickeltüchern. Sie werden zuerst einzeln zum Dreieck gefaltet. Dann setzt man das trockene Leintuch mit der langen Seite des Dreiecks über den Augen an, klappt den Rest des Tuchs über den Schädel nach hinten und führt die beiden Zipfel um den Kopf herum nach hinten. Dort überkreuzen sie sich und werden wieder nach vorne geführt, wo man sie feststeckt. Darüber kommt sinngemäß das trockene Woll-(Flanell-)tuch. Der Wickel dauert etwa 1 Stunde und kann bei Bedarf 2mal täglich wiederholt werden.

Melisse. Das Kraut bewährt sich vor allem bei Kopfschmerzen und Migräne aus seelisch-nervöser Ursache oder im Zusammenhang mit der Menstruation und den Wechseljahren. Gewöhnlich genügt die innere Anwendung. Dazu bereitet man mit 1 Teelöffel Droge pro Tasse gerade nicht mehr kochendes Wasser den Aufguß zu oder setzt 2 Eßlöffel Droge auf 1/4 l kaltes Wasser 8 Stunden als Kaltauszug an. Die Tagesdosis beträgt bis zu 3 Tassen, wenn nötig kombiniert mit Baldrian im Verhältnis 1:1. Unterstützend kann man äußerlich Melissenspiritus auf die Stirn, Schläfen und hinter die Ohren auftupfen.

Pfefferminze. Sie wirkt anregend, krampflösend, entspannend und leicht schmerzlindernd, eignet sich also sehr gut bei Kopfschmerz- und Migräneanfällen verschiedener Ursachen. Pfefferminzöl aus dem Fachgeschäft tupft man auf Stirn, Schläfen und hinter die Ohren, um den Schmerz zu lindern. In schweren Fällen tränkt man ein Leintuch mit Öl und legt es passend gefaltet auf die Stirn. Meist klingen die Schmerzen dank dieser einfachen Therapie rasch und zuverlässig ab.
Bei Bedarf unterstützt man die Behandlung durch Trinken von Pfefferminztee. Er wird mit 2 Teelöffeln Pfefferminze auf 1/4 l kochendes Wasser hergestellt, Tagesdosis bis zu 3 Tassen. Dauernd darf der Tee nicht verabreicht werden, sonst reizt er die Schleimhaut zu stark. Nach spätestens 3 Wochen ununterbrochener Einnahme legt man eine Pause von mindestens 14 Tagen ein.

Raute. Die giftige Arzneipflanze bleibt als Einzeltee den stärkeren Kopfschmerz- und Migräneanfällen vorbehalten, empfiehlt sich aber als Zusatz zu verschiedenen Teemischungen oder zum Kopfwickel. Innerlich verwendet man den mit 1 Teelöffel Raute pro Tasse 10 Stunden kalt angesetzten Tee. In akuten Fällen kann man mit 2 Teelöffeln Kraut pro Tasse kochendes Wasser den Aufguß zubereiten. Mit 2 Eßlöffeln Kraut auf 1/4 l siedendes Wasser stellt man das

Wickelwasser her, taucht eine passende Kompresse für die Stirn ein und legt diese dann wie den Kümmelkopfwickel an. Die Tagesdosis von 2 Tassen Tee innerlich oder 3 äußeren Anwendungen darf wegen der Gefahr einer Vergiftung nicht überschritten werden.

Ringelblume. Die Wirkstoffe dieser vielseitigen Heilpflanze unterstützen als Bestandteile einer Teemischung die Kopfschmerz- oder Migränetherapie sehr gut. Seltener wird Ringelblumentee auch allein verabreicht. Das empfiehlt sich unter Umständen dann, wenn die Schmerzen mit Schwindel als Zeichen einer Durchblutungsstörung einhergehen. Die Zubereitung erfolgt als Aufguß mit 1 Teelöffel Kraut pro Tasse siedendes Wasser. Täglich nimmt man 2mal 1 Tasse in kleinen Schlucken ein.

Rosmarin. Wegen seiner anregenden, die Spannung der Blutgefäße regulierenden Wirkung gilt Rosmarin als eines der wichtigsten Heilmittel gegen Kopfschmerz und Migräne. Er wird als Aufguß innerlich oder äußerlich zu Auflagen und als Badezusatz verwendet. Die Anwendung sollte möglichst nicht zu spät am Nachmittag oder abends erfolgen, sonst kann zwar der Kopfschmerz beseitigt, wegen der Anregung aber der Schlaf behindert werden. Treten Kopfschmerzen erst nach 17 Uhr auf, verabreicht man besser andere Heilpflanzen.

Innerlich gibt man den Tee aus 1 Teelöffel Rosmarin pro Tasse kochendes Wasser und trinkt täglich 2–3 Tassen. Zu Auflagen auf die Stirn, die man wie bei Raute beschrieben anwendet, benötigt man den Aufguß aus 1 Eßlöffel Kraut auf 1/4 l kochendes Wasser. Als Badezusatz gebraucht man den Aufguß mit 50 g Rosmarin auf 1/2 l kochendes Wasser pro Vollbad, für Teilbäder entsprechend weniger. Auflagen wechselt man nach Bedarf bis zu 4mal täglich, gebadet wird einmal am Tag, wenn nötig an 2–3 Tagen hintereinander.

Senf. Spiritus aus Senföl oder Senfpapier erhält man fertig in der Apotheke. Wegen der starken Wirkung sollten Senfzubereitungen aber nur nach Rücksprache mit dem Therapeuten und nie bei Neigung zu Allergien und anderen Hauterscheinungen verwendet werden. Die Anweisungen des Fachmanns sind strikt einzuhalten, um unerwünschte Nebenwirkungen zu vermeiden. Senfölspiritus reibt man meist hinter den Ohren ein. Statt dessen kann man in Wasser getauchtes Senfpapier hinter den Ohren auflegen. Die schmerzlindernde Wirkung tritt meist rasch und deutlich ein. Innerlich ist Senf zur Behandlung von Kopfschmerz und Migräne bedeutungslos.

Waldmeister. Die bekannte Heilpflanze kann wegen ihrer beruhigenden, krampflösenden Wirkung äußerlich und innerlich gegen Kopfschmerz- und Migräneanfälle verabreicht werden. Überdosierung erzeugt eine leichte Vergiftung, die den Kopfschmerz verstärkt. Bei dauernder, zu hoch dosierter Anwendung, wie sie praktisch nur im Experiment vorkommt, soll Waldmeister nach noch umstrittenen Untersuchungen sogar Krebs begünstigen. Völlig verzichten muß man deshalb zwar nicht darauf, jede Überdosierung oder dauernde Anwendung ist aber zu unterlassen.

Am besten verwendet man den Tee nur äußerlich zum Kopfwickel (siehe unter Raute). Dazu bereitet man mit 2 Eßlöffeln Kraut auf 1/4 l kaltes Wasser den Tee zu und läßt 10 Stunden ziehen. Insgesamt darf der Wickel nach Bedarf bis zu 4mal täglich erneuert werden. Gegen akute Anfälle bereitet man den Tee schneller mit der gleichen Dosis auf 1/4 l kochendes Wasser als Aufguß zum äußerlichen Gebrauch zu.

Genügt der Kopfwickel im Einzelfall nicht, kann man Waldmeister als Bestandteil von Teemischungen, seltener auch als Einzeltee, innerlich anwenden. Die Zubereitung erfolgt mit 2 Teelöffeln Waldmeister auf 1 Tasse kochendes Wasser als Aufguß, der 30 Minuten ziehen muß, oder mit der gleichen Menge auf 1 Tasse kaltes Wasser, die man 10 Stunden ziehen läßt. Die Tagesdosis von 2 Tassen darf nicht überschritten werden.

Geeignete Teemischungen
Die verschiedenen Kräuter können miteinander zu Teemischungen kombiniert werden. Nach Möglichkeit sollten diese Mixturen immer gleichzeitig beruhigende, krampflösende und anregende Kräuter enthalten, damit die Ursachen von mehreren Seiten beeinflußt werden. Fast immer empfiehlt sich zusätzlich die äußere Anwendung. Von rheumatischen Erscheinungen an der Nackenmuskulatur oder Halswirbelsäule ausgehende Kopfschmerzen oder Migräneanfälle erfordern zusätzlich die bei Rheuma (siehe Seite 83) empfohlenen Anwendungen. Fachmännische Überwachung des Krankheitsverlaufs ist stets notwendig.
Folgende Kräutermischungen haben sich innerlich gut bewährt:

- je 2 Teile Melisse und Rosmarin, je 1 Teil Eisenkraut und Raute. Mit 1 Teelöffel der Mischung auf 1 Tasse kochendes Wasser bereitet man den Aufguß zu und trinkt täglich bis zu 3 Tassen Tee.
- 3 Teile Baldrian, je 2 Teile Pfefferminze und Rosmarin, je 1 Teil Ringelblume und Waldmeister. Davon gibt man 1 Teelöffel auf 1 Tasse siedendes Wasser, Tagesdosis 3 Tassen.

- zu gleichen Teilen Eisenkraut, Melisse, Pfefferminze und Rosmarin mischen. Auf 1 Tasse kochendes Wasser gibt man 1 Teelöffel der Kräuter und trinkt bis zu 3 Tassen täglich. (Diese Mischung bewährt sich auch bei Kopfschmerzen und Migräne während der Menstruation gut.)
- 4 Teile Frauenmantel, je 3 Teile Melisse und Rosmarin, je 2 Teile Kamille und Pfefferminze, je 1 Teil Raute und Eisenkraut. Die Zubereitung erfolgt als Aufguß mit 1 Teelöffel der Mischung pro Tasse kochendes Wasser, Tagesdosis bis zu 3 Tassen. (Diese Mischung wird besonders bei Kopfschmerz- oder Migräneanfällen während der Menstruation oder den Wechseljahren für Frauen empfohlen.)

In Apotheken und Reformhäusern erhält man auch gut bewährte fertige Kräutermixturen, die zum Teil noch homöopathische Arzneipflanzenzubereitungen mit schmerzlindernder Wirkung enthalten und sehr empfohlen werden können.
Häufig bewährt es sich auch, bei akuten Kopfschmerz- und Migräneanfällen die Wirkung der Kräutertees durch zusätzliche Einnahmen rezeptfreier Magnesiumspezialitäten aus der Apotheke zu verbessern. Ohne Erlaubnis des Therapeuten sollte man Magnesium aber nie dauernd einnehmen, damit nicht das Mineralstoffgleichgewicht im Körper durcheinander kommt. Gegen gelegentliche Anwendung zur Selbsthilfe bestehen keine Bedenken.

Kräuter bei Nervenleiden

Viele Nervenkrankheiten erfordern fachmännische Therapie mit gezielt wirkenden Arzneimitteln. Kräuterbehandlung kann unterstützend im Einzelfall angezeigt sein, ob sie zur alleinigen Therapie ausreicht, kann nur der Fachmann beurteilen. Vor allem gegen ernstere und mit stärkeren Schmerzen verbundene Nervenleiden wird man allein mit Kräutern kaum gezielt angehen können. Mit den häufigsten Nervenkrankheiten wollen wir uns hier beschäftigen: Ischias, Nervenentzündungen und Nervenschmerzen.
Der große *Ischiasnerv* entspringt mit mehreren Nervenwurzeln der Lendenwirbelsäule und zieht das Bein entlang hinab bis zum Fuß. Schmerzen im Bereich des Nerven können daher bis in die Zehen ausstrahlen und sind sehr quälend. Sie treten anfallsweise auf oder bestehen dauernd, verstärken sich dann aber meist zu Anfällen. Im allgemeinen betreffen sie nur den Ischiasnerven eines Beins, manchmal treten sie aber auch beidseitig gleichzeitig auf. Das beobachtet man vor allem bei Zuckerkranken häufig. Der Schmerz verstärkt sich bei Bewegung der Beine (auch des gesunden), durch Abkühlung oder Erschütterungen, auch beim Husten oder Niesen. Meist nehmen die Patienten im Bett eine typische Schonhaltung ein, um den Schmerz zu lindern.
Verschiedene Ursachen können zu Ischiasschmerzen führen. Häufig erklären sie sich aus Bandscheibenschäden (Vorfall, Verletzungen) im Bereich der Nervenwurzeln. Ferner kommen akute und chronische Infektionskrankheiten (Infektionsherde an Zahnwurzeln, Mandeln, Nasennebenhöhlen, Grippe), Erkältung zum Beispiel durch Sitzen auf kalter Unterlage, Stoffwechselkrankheiten – vor allem Gicht und Zuckerkrankheit –, Vergiftungen durch Alkohol, Blei und viele andere Schadstoffe oder Erkrankungen der Beckenorgane (Geschwülste, Eingeweidensenkungen) in Betracht. Schließlich führen auch chronische Stuhlverstopfung, Vitamin-, Mineralstoffmangel, Entzündungen des Ischiasnerven, Schwangerschaft, Krampfadern und altersbedingte Veränderungen am Nerven selbst (Altersischias) zu den Schmerzzuständen.
Die Behandlung richtet sich nach den Ursachen und muß deshalb immer nach Anweisung und unter Verlaufskontrolle des Therapeuten durchgeführt werden. Selbstbehandlung mit Kräutern ist lediglich zur Soforthilfe bei akuten Schmerzen und als unterstützende Therapie neben anderen Heilmitteln nach Anweisung des Fachmanns erlaubt.
Nervenentzündungen können den Ischias- oder einen anderen Nerven betreffen, nicht selten treten sie auch gleichzeitig an mehreren Nerven auf. Symptomatisch sind Schmerzen, Kribbeln oder Taubheitsgefühl im Versorgungsgebiet des kranken Nerven, unter Umständen auch Lähmungen.
Es versteht sich von selbst, daß derartige Beschwerden sofort fachmännische Untersuchung und Therapie erfordern, damit dauernde Nervenschäden verhindert werden können. Die Behandlung richtet sich nicht allein gegen die Schmerzen und anderen Empfindungsstörungen, sondern muß in erster Linie die Ursachen beseitigen. Das erfordert oft viel Zeit, manchmal lassen sich die Ursachen überhaupt nicht sicher nachweisen. Häufig stellt man zum Beispiel die schon beim Ischias genannten Krankheitsfaktoren fest, also örtliche Nervenschädigung durch Druck oder Verletzung, Infektionskrankheiten, Vitamin- oder Mineralstoffmangelzustände, Stoffwechselkrankheiten, wie Gicht und Zuckerkrankheit, Gifte, wie Alkohol und Blei, oder Allergien.
Im allgemeinen genügen Kräuter nicht, um eine Nervenentzündung wirklich auszuheilen. Sie unterstüt-

zen aber wirksam die Therapie. Meist werden sie äußerlich – etwa als Massageöl – angewendet. Dringend abzuraten ist auch bei starken Schmerzen vom dauernden Gebrauch chemischer Schmerzmittel. Wenn es nicht gelingt, die Erkrankung auszuheilen, empfehlen sich eher nichtmedikamentöse Heilverfahren mit elektrischem Strom, die in den letzten Jahren von den Schmerzforschern beachtlich weiterentwikkelt wurden, notfalls auch einmal chirurgische Eingriffe.

Das gilt auch für *Nervenschmerzen* (Neuralgien) ohne Entzündung, deren Ursachen oft nicht sicher nachweisbar sind. Druck auf den Nerv oder Verletzungen können ebenso eine Rolle spielen wie Stoffwechselstörungen, Gifte, Infektionskrankheiten, Rheuma, Blutarmut oder hormonelle Veränderungen vor allem während der Wechseljahre. Der Schmerz tritt anfallsweise auf oder besteht dauernd und wird als an- und abschwellend, bohrend, brennend oder ziehend angegeben. Manchmal löst schon eine zarte Berührung oder ein Lufthauch einen heftigen Schmerzanfall aus. Eine sichere Abgrenzung gegen Nervenentzündungen ist nicht immer möglich. Besonders häufig betreffen die Neuralgien den Ischias-, Gesichts-(Trigeminus-) oder die Zwischenrippennerven.

Wenn der Therapeut zustimmt, unterstützt man seine Behandlung wirkungsvoll durch verschiedene Kräuter. Sie werden vorwiegend äußerlich, zum Teil auch innerlich angewendet. Im Einzelfall kommen auch Injektionen mit fertigen Heilpflanzenspezialitäten in Frage, die stets vom Fachmann durchgeführt werden müssen.

Gegen Ischias empfehlen sich äußerlich heiße Kartoffelbreisäcke, Gichtkrautauflagen oder Einreibungen mit Fichten- oder Tannennadeln, Meerrettich oder Pfefferminze. Innerlich kann ein Versuch mit Efeu, Gundermann und Raute oder einem der weiter unten bei Nervenentzündung genannten Kräuter angezeigt sein.

Auflagen gegen Ischias

Den **Kartoffelbreisack** als »Standardanwendung« bei Schmerzzuständen lernten wir bereits bei Rheuma kennen. Gegen Ischias legt man ihn am besten auf die Wurzeln des Nerven am unteren Rücken. Das Leinensäckchen soll die Lendenwirbelsäule bedecken. Gefüllt wird es mit heißen, in der Schale gekochten Kartoffeln, die man im zugeschnürten Sack mit einem Kartoffelstempel so zerkleinert, daß keine größeren Teile mehr spürbar sind. Die Auflage wird so heiß wie möglich angelegt. Darüber wickelt man um die Körpermitte ein trockenes Leintuch und das etwas größere, äußere Wolltuch. Die Behandlung dauert rund $1^1/_2$ Stunden und wird je nach Bedarf bis zu 3mal täglich wiederholt. Meist lindert die Wärme den quälenden Ischiasschmerz gut. Einen Vorfall der Bandscheibe mit Druck auf die Nervenwurzel kann der Kartoffelbreisack aber ebensowenig wie eine andere Auflage beseitigen, dazu muß der Fachmann aufgesucht werden. Wenn Lähmungen bestehen, wird oft sogar eine operative Beseitigung der vorgefallenen Bandscheibe erforderlich, um bleibende Schäden zu verhindern.

Ähnlich gut wie Kartoffelbreiauflagen hilft der **Gichtkrauttee.** Er wird als Aufguß mit 2 Eßlöffeln zerkleinerter Droge auf $^1/_4$ l kochendes Wasser zubereitet. In den heißen Tee taucht man die Auflage, wringt sie leicht aus und legt sie dann wie den Kartoffelbreisack auf den unteren Abschnitt der Lendenwirbelsäule. Entstanden die Ischiasschmerzen aus rheumatischer Ursache, kann Gichtkrautaufguß aus 2 Teelöffeln pro Tasse kochendes Wasser zusätzlich innerlich verabreicht werden, Tagesdosis 2–3 Tassen.

Fichten- und **Tannennadeln** wirken bei Ischias ähnlich zufriedenstellend. Im allgemeinen verwendet man das fertige Öl aus dem Fachhandel und reibt es 3- bis 4mal täglich in die Haut über der Ischiasnervenwurzel und (bei Bedarf) entlang des Nervenverlaufs ins Bein ein. Zusätzlich kann man an 3 Tagen hintereinander oder 2- bis 3mal wöchentlich ein Voll- oder Sitzbad (besser verträglich) mit Fichten- oder Tannenzusatz zur unterstützenden Therapie durchführen.

Fertige Badezusätze erhält man in Apotheken und Reformhäusern oder stellt sie wie folgt selbst her:

- 1 kg zerhackte Fichtennadeln und -zapfen mit 10 l kaltem Wasser ansetzen und kurze Zeit aufkochen lassen. Der abgeseihte Tee wird unter das etwa 38 Grad warme Badewasser gemischt. Für Sitzbäder, die bis zur Nierengegend reichen, benötigt man nur rund 700 g Fichtennadeln. Das Bad dauert 20 Minuten.
- 1 kg zerhackte Tannennadeln – für Sitzbäder entsprechend weniger – wie oben beschrieben als Abkochung zubereiten, dem warmen Badewasser zufügen und nicht länger als 15 Minuten darin baden.

Der **Meerrettich** wirkt stark hautreizend, fördert also die Durchblutung und lindert Schmerzen. Gegen Ischias verwendet man stets fertigen Meerrettichessig. Er wird über den Nervenwurzeln am unteren Rücken und entlang des Nervenverlaufs bis zu 3mal täglich in die Haut einmassiert. Als Zeichen der Wirkung rötet sich die Haut und brennt leicht.

Japanisches Pfefferminzöl eignet sich wegen seiner deutlich schmerz- und krampflindernden Wirkung besonders gut gegen Ischias. Man kann aber auch jede andere Sorte des fertigen Öls zur Einreibung verwenden. Sie erfolgt 3- bis 4mal täglich mit leichter Massage in die Haut über der Lendenwirbelsäule und auf dem schmerzenden Versorgungsgebiet des Ischiasnerven am Ober- und Unterschenkel.

Ischiastherapie von innen

Je nach Ursachen empfehlen sich zusätzlich zu Auflagen, Einreibungen und Bädern noch verschiedene Kräutertees, die innerlich einzunehmen sind. Gut eignen sich oft die im Kapitel über Rheuma und Gicht genannten Teemischungen. Wenn ihre Wirkung nicht ausreicht, lohnt sich noch ein Versuch mit Efeu oder Gundermann.

Praktische Erfahrungen mit dem bekannten **Efeu** zeigten, daß er auf nicht genau zu erklärende Weise Ischiasschmerzen günstig beeinflussen kann. In der Volksheilkunde gilt er deshalb seit alters als Nervenstärkungsmittel. Allerdings kann er überdosiert giftig wirken, Vorsicht ist also geboten. Die Beeren werden wegen der Vergiftungsgefahr überhaupt nicht verwendet.

Zum Tee setzt man 1 Teelöffel getrocknete Blätter aus dem Fachgeschäft mit 1/4 l kaltem Wasser 8–10 Stunden an und trinkt dann täglich nicht mehr als 2 Tassen kalten Tee.

Auch der **Gundermann** (Gundelrebe) enthält Giftstoffe und darf nie überdosiert oder dauernd nur verabreicht werden, wenn andere Kräuter nicht ausreichen. Dazu bereitet man mit 1 Teelöffel Kraut auf 1 Tasse kochendes Wasser den Aufguß zu und nimmt täglich 2 Tassen ein. Unter anderem beeinflußt dieser Tee auch Stoffwechselstörungen, die zu Ischias führen können. Bei Bedarf trägt man äußerlich fertige Gundermannsalben aus dem Fachgeschäft über dem Nervenverlauf und seinen Wurzeln im Bereich der unteren Lendenwirbelsäule auf.

Weder Efeu noch Gundermann dürfen längere Zeit

ununterbrochen ohne fachmännische Verlaufskontrolle angewendet werden.

Kräuter gegen Nervenentzündung und Nervenschmerzen

Die unterstützende Kräutertherapie besteht in solchen Fällen hauptsächlich aus Einreibungen, die wir schon beim Ischias vorstellten. Neben Pfefferminze, Fichten-, Tannennadeln und Meerrettichessig empfehlen sich noch Fenchel, Johanniskraut oder Lavendel.

Fenchel wird am besten in Form von fertigem Öl nach Gebrauchsanweisung zur Einreibung des Versorgungsgebiets eines kranken Nerven verabreicht. Auch Fenchelstroh eignet sich gut. Aus 125 g Stroh auf 1/2 l kochendes Wasser bereitet man den Aufguß zu und taucht das innere Wickeltuch ein. Es wird ausgewrungen auf die zu behandelnden Hautzonen gelegt, darüber kommt das trockene Wickeltuch und ein etwas größeres Wolltuch. Die Anwendung dauert 1–1 1/2 Stunden und wird bis zu 4mal täglich durchgeführt.

Das **Johanniskraut** wirkt auch bei äußerer Anwendung besonders gut auf die Nerven. Man gebraucht immer das fertige Öl aus dem Fachgeschäft zur Einreibung der zugehörigen Hautzonen. Die behandelten Gebiete dürfen nicht der Sonne oder künstlichen ultravioletten Strahlen (Höhensonne, Solarium) ausgesetzt werden, sonst kann die Haut mit Lichtallergie (Ausschlag, Entzündung) reagieren. Wegen seiner guten Wirkung lobte schon Pfarrer Kneipp das Öl als »Balsam«.

Lavendelöl wirkt beruhigend, schmerz- und krampflösend und kann mit gutem Erfolg im Wechsel mit anderen Kräutern bis zu 2mal täglich aufgetragen werden. Bei Bedarf führt man 2- bis 3mal wöchentlich zusätzlich ein Lavendelbad durch. Dazu gibt man 100 g Blüten auf 1 l kaltes Wasser, kocht auf und vermischt den Tee mit dem etwa 38 Grad warmen Badewasser.

Innerlich unterstützt man die Therapie durch schmerzlindernde, nervenstärkende Kräuter, die zum Teil schon beim Kopfschmerz und Ischias genannt wurden. Insbesondere Baldrian, Gundermann, Melisse, Raute und die gegen Kopfschmerz genannten Teemischungen sind zu empfehlen. Im Einzelfall kommen noch Angelika, Beifuß, Holunder oder Petersilie in Frage.

Die **Angelikawurzel** sollte bei bekannter Neigung zu Allergien gemieden werden. Überdosiert erzeugt sie Herzbeschwerden, die sofort vom Fachmann behandelt werden müssen. Nach Sonneneinwirkung oder UV-Bestrahlungen kann es wie bei Johanniskraut zur Lichtallergie kommen.

Die Zubereitung erfolgt als Abkochung mit 1 Teelöffel Wurzel auf 1 Tasse Wasser, die kurz aufkochen und 10 Minuten ziehen muß. Davon trinkt man täglich 2 Tassen. Verstärkt wird die Wirkung, wenn man gleichzeitig bis zu 4mal täglich das fertige Öl in die Haut über den erkrankten Nerven einmassiert.

Den **Beifuß** gebraucht man nur innerlich als Aufguß aus 1 Teelöffel Beifuß pro Tasse kochendes Wasser. Die Tagesdosis von 1 Tasse wird schluckweise über den Tag verteilt eingenommen. Manchmal hilft diese Droge selbst dann noch spürbar, wenn alle anderen Heilmittel versagen.

Frische oder getrocknete **Holunderbeeren** sind ebenfalls vor allem gegen hartnäckige Schmerzzustände angezeigt. Man setzt 1 Teelöffel Beeren 8 Stunden lang mit 1 Tasse kaltem Wasser an, kocht dann kurz auf und trinkt täglich 3 Tassen. Die Erfahrung lehrte, daß die frischen Beeren bei Nervenschmerzen am besten wirken. Überdosierung verbessert die Wirkung nicht, erzeugt aber unangenehmen Brechreiz.

Schließlich lohnt sich bei chronischen Nervenschmerzen noch ein Versuch mit der **Petersilie**, die man am besten gleichzeitig innerlich und äußerlich anwendet. Intern gibt man meist die Abkochung aus den Samen. Sie wird aus 1 Teelöffel Samen pro Tasse kaltes Wasser zubereitet, muß kurz aufkochen und vor Gebrauch 15 Minuten ziehen. Die Tagesdosis von 2 Tassen darf nicht überschritten werden; denn überdosiert wirkt die Droge giftig und schädigt besonders die Leber. Zum äußerlichen Gebrauch eignet sich Petersilientinktur aus dem Fachgeschäft als Einreibung in die entsprechenden Hautzonen bis zu 4mal täglich.
Der Therapeut wird bei Bedarf giftige, schmerzlindernde Arzneipflanzen (zum Beispiel Stechapfel), homöopathische Pflanzenzubereitungen, Mistelinjektionen, für kurze Zeit auch einmal chemische Arzneimittel zur raschen Besserung der Symptome verordnen. Mit der Schmerzlinderung darf man sich nie zufriedengeben. Erst wenn die Ursachen erkannt und gezielt behandelt werden, kann die Erkrankung tatsächlich vollständig ausheilen.

Gesunder Schlaf durch Heilpflanzen

Allein in der Bundesrepublik Deutschland leiden etwa 20 Millionen Menschen – also jeder Dritte – unter gelegentlichen oder chronischen Schlafstörungen. In den anderen Industriestaaten sieht es kaum besser aus. Folglich liegt auch der Verbrauch an Schlafmitteln erschreckend hoch. Sie wurden inzwischen zu einer ernsten Gefahr für die Volksgesundheit, denn jede chemische Schlaftablette bedeutet im Grunde Gift und belastet vor allem Leber und Nieren stark. Abgesehen davon führen diese Medikamente bei Langzeitgebrauch zur Dosissteigerung, damit noch eine Wirkung zu erreichen ist, also zur körperlichen und psychischen, suchtartigen Abhängigkeit. Sie kann nur durch Entziehungskuren in einer Klinik wieder abgebaut werden.
Aber auch nach gelegentlicher Einnahme eines Schlafmittels fühlt man sich am nächsten Morgen meist nicht richtig ausgeschlafen. Der künstlich erzwungene Schlaf bringt nämlich keine wirkliche Erholung, und manche Schlafmittel behindern den Traumschlaf, der für das Befinden am Tag danach sehr wichtig ist. Dauernd gestörter Traumschlaf kann innerhalb kurzer Zeit zu ernsten Gesundheitsschäden, Halluzinationen, Geistesstörungen und bei längerer Dauer sogar zum Tod führen.
Von der seltenen Einnahme eines Schlafmittels sind kaum Nebenwirkungen zu erwarten. Aber auch darauf kann man eigentlich verzichten, weil der chemisch erzwungene Schlaf nie die gleiche Qualität wie natürlicher Schlaf erreicht. Häufig oder dauernde Einnahme von Schlaftabletten dagegen sollte unbedingt offen mit dem Therapeuten besprochen werden. Das ist schon deshalb notwendig, damit man rasch wieder von dieser Gewohnheit loskommt, ehe sie zur Abhängigkeit und zu organischen Schäden führt. Außerdem muß jede dauernde Schlafstörung gründlich

Kräuter für Nerven und Seelenleben: Baldrian (oben links), Frauenmantel (oben rechts), Honigklee (unten links), Gundermann (unten rechts).

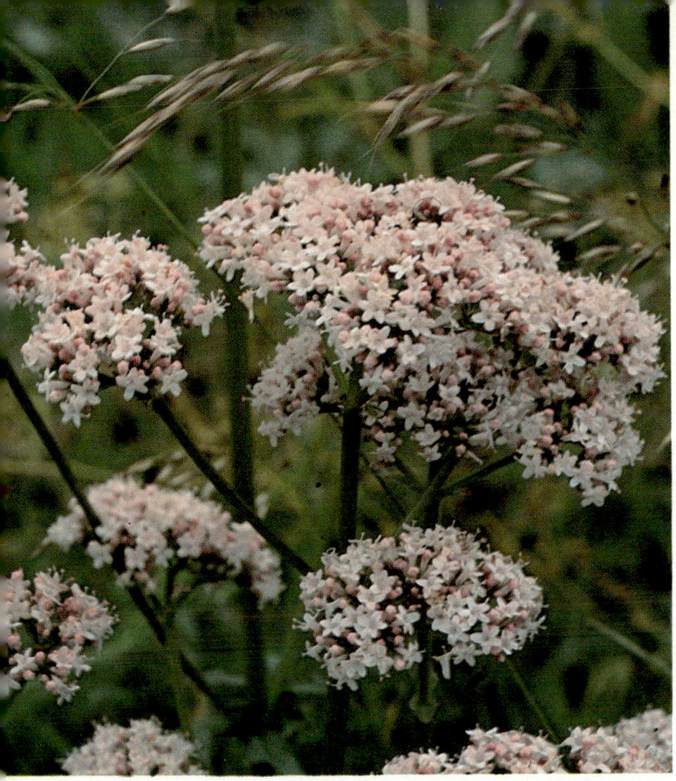
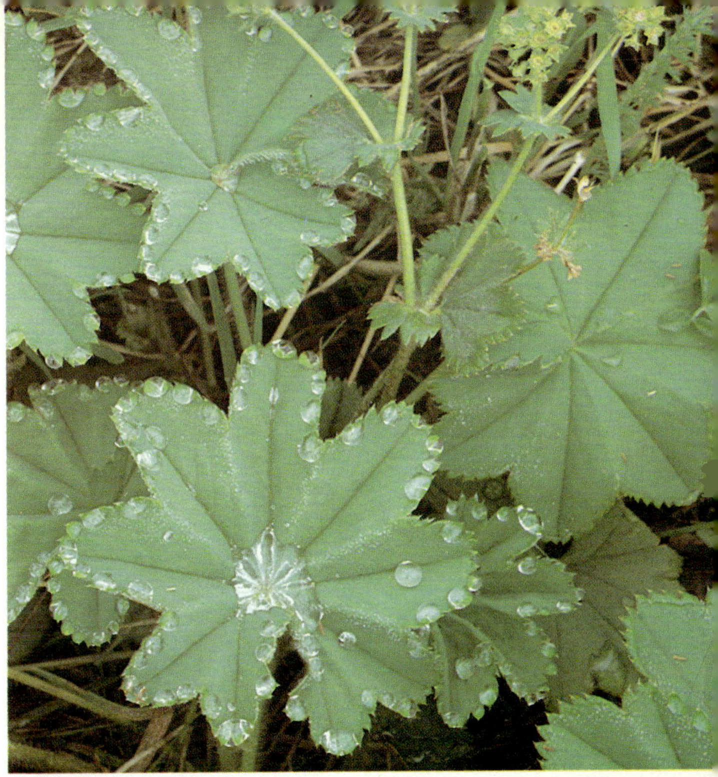
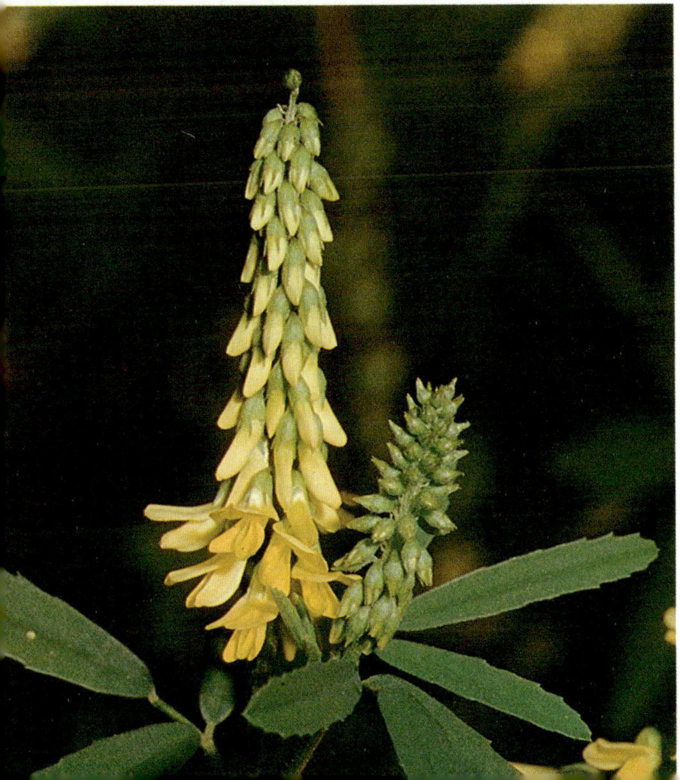
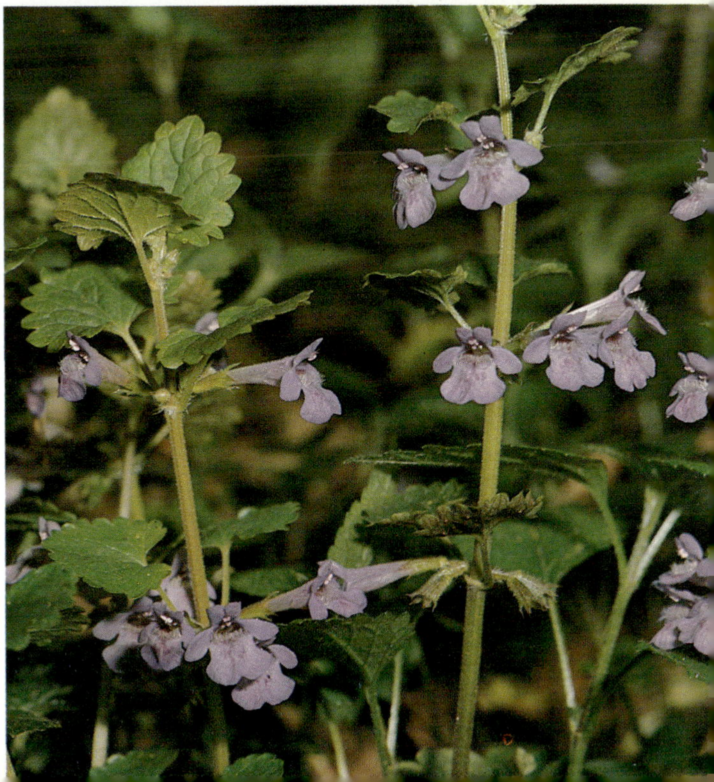

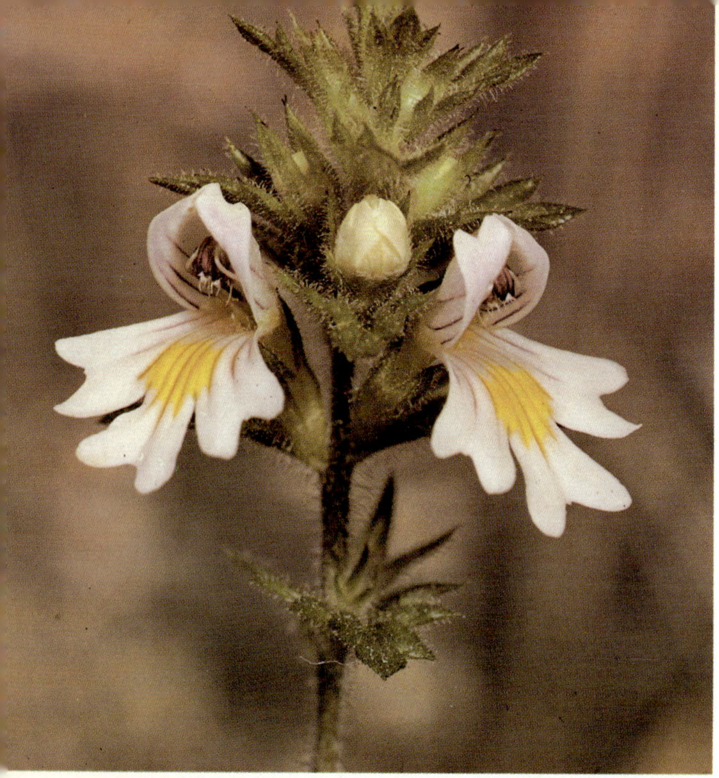
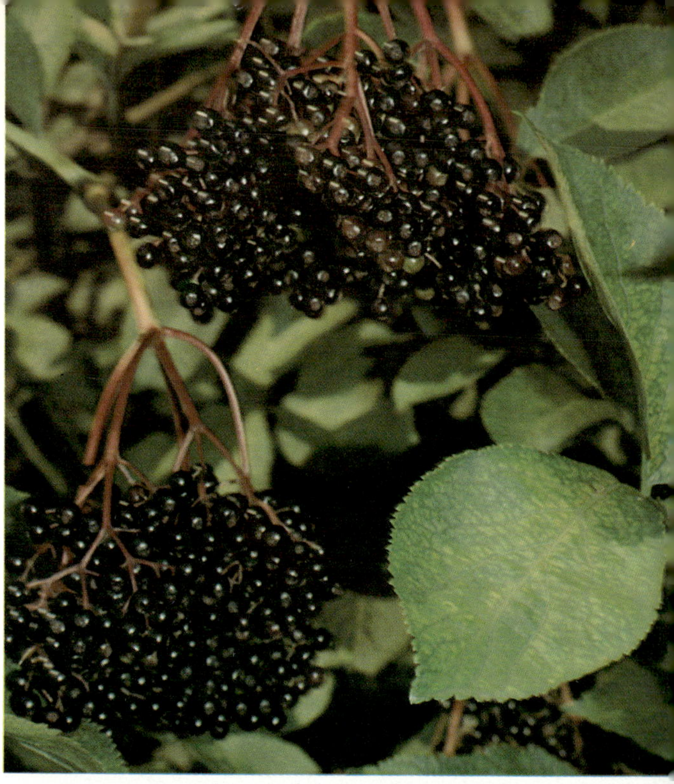
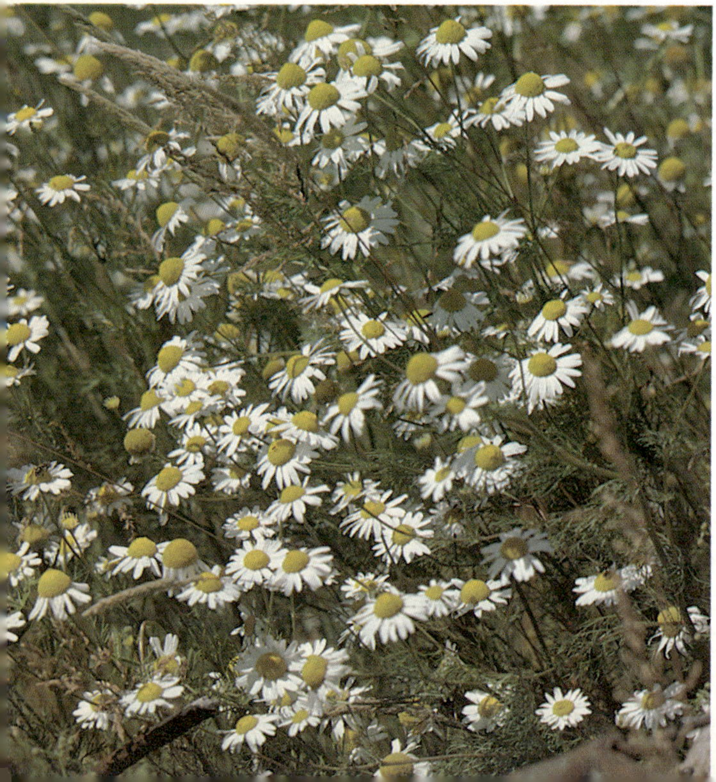
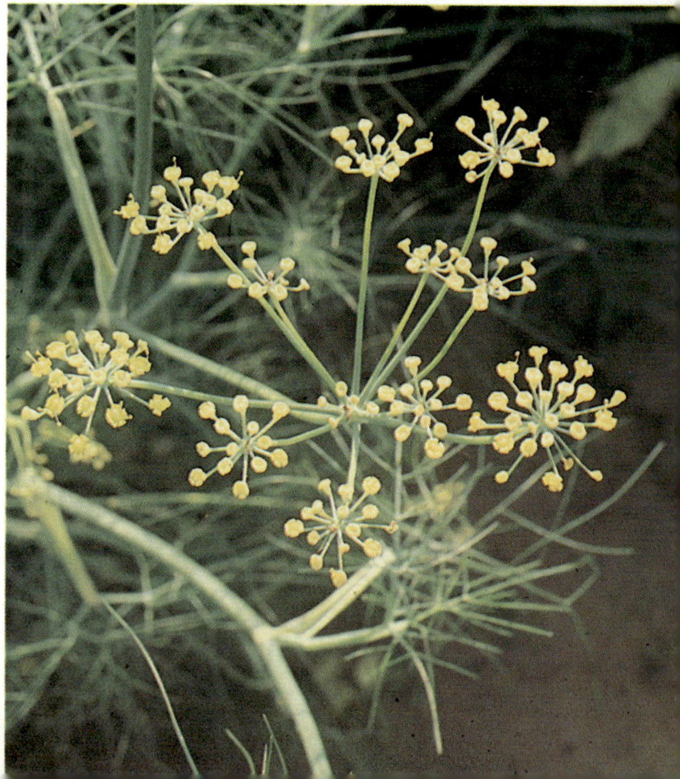

untersucht werden; denn dahinter kann sich auch eine ernste körperliche oder seelische Krankheit verbergen, die gezielter Therapie bedarf.
In den meisten Fällen erklären sich Schlafstörungen aus Sorgen, Reizüberflutung, Streß, Lärm und seelischen Konflikten des modernen Alltags. Auch die verbreitete Bewegungsarmut, falsche Schlafgewohnheiten, Genußmittelmißbrauch und unzureichende, zu späte und zu schwere Ernährung können für chronische Schlafbehinderungen verantwortlich sein. Körperliche Ursachen sind vor allem Schmerzen, Fieber, Verdauungsstörungen, Arterienverkalkung und nächtlicher Blutdruckabfall (vor allem am frühen Morgen zwischen 2 und 4 Uhr).
Schließlich spielt auch der individuelle Schlaf-Wach-(Bio-)Rhythmus eine Rolle. Wer gegen diese innere Uhr lebt, vielleicht schon gegen 21 Uhr zu Bett geht, obwohl er nur 6 Stunden benötigt, oder die Nacht zum Tage macht, also das erste »Tief« (meist gegen 22 Uhr) übergeht, muß naturgemäß mit Einschlaf-, Durchschlaf- und Aufwachstörungen rechnen.
Alle diese Ursachen kann aber nur der Fachmann erkennen. Daher muß er bei allen dauernden oder häufig wiederkehrenden Schlafbehinderungen zu Rate gezogen werden. Selbsthilfe ist nur bei gelegentlichen Schlafbehinderungen erlaubt. Dann eignen sich Heilkräuter meist ausgezeichnet. Als wichtigste kennen wir Baldrian, Hopfen und Melisse. Eines dieser drei Kräuter sollte in keinem Schlaftee fehlen. Zusätzlich können Basilikum, Honigklee, Johanniskraut, Lavendel, Waldmeister und Weißdorn oder Bäder mit Fichte und Kiefer empfohlen werden.
Die Heilpflanzen erzwingen keine künstliche Müdigkeit und behindern den Traumschlaf nicht. Vielmehr wirken sie allmählich stabilisierend auf Nerven und Seelenleben, so daß sich ein gesunder, natürlicher Schlaf einstellt. Nebenwirkungen sind auch bei Langzeitanwendung nicht zu befürchten, die Gefahr suchtartiger Abhängigkeit besteht nicht.

Baldrian. Die altbewährte Heilpflanze beruhigt und fördert den Schlaf. Ihre Wirkung entsteht zum Teil über das vegetative Nervensystem, teilweise greift die Droge aber auch direkt an der Großhirnrinde an. Epileptiker müssen wegen dieser Wirkung auf das Großhirn grundsätzlich auf Baldrian verzichten, wenn der Therapeut nichts anderes verordnet.
Zahlreiche fertige Baldrianspezialitäten werden im Fachhandel angeboten. Sie enthalten standardisierte (gleichbleibende) Wirkstoffmengen und sind daher oft dem Tee überlegen. Diesen bereitet man am besten als Kaltauszug mit 2 Teelöffeln Baldrian auf 1/4 l kaltes Wasser zu, läßt 12–24 Stunden ziehen und trinkt morgens und abends je 1 Tasse. Der Aufguß wird mit 1 Teelöffel Droge pro Tasse siedendes Wasser zubereitet. Er wirkt schwächer und muß daher höher dosiert werden. Morgens nimmt man zur Tagesberuhigung 1 Tasse, abends vor dem Einschlafen 2 Tassen. Baldrian eignet sich auch für schlafgestörte Kinder. Sie erhalten je nach Alter 1/2–2/3 der Dosis für Erwachsene.
Überdosierung führt zur leichten Vergiftung mit Kopfschmerz, Übelkeit und Verdauungsstörungen.

Kräuter für Augen und Ohren: Augentrost (oben links), Holunder (oben rechts), Kamille (unten links), Fenchel (unten rechts).

Basilikum. Die Gewürzpflanze gilt als »Geheimtip« vor allem bei den Schlafstörungen, die auf seelische Ursachen zurückzuführen sind. Sie wird mit 1 Teelöffel Kraut pro Tasse kochendes Wasser zubereitet, Tagesdosis 2 Tassen jeweils nach dem Essen. Langzeitbehandlung empfiehlt sich und kann durch Anwendung anderer Kräuter verstärkt werden.

Honigklee. Die honigartig duftende Heilpflanze enthält wie der Waldmeister das beruhigende, schlaffördernde Kumarin. Sie muß genau nach Anweisung eingenommen werden, sonst drohen Erbrechen und Schwindel als Symptome der Überdosierung. Die Herstellung des Tees erfolgt mit 1 Teelöffel Klee pro Tasse kochendes Wasser, Tagesdosis abends 1 Tasse. Bei stärkeren nervösen Störungen gibt man morgens und abends je 1 Tasse. Zum Langzeitgebrauch eignet sich Honigklee nicht. Am besten verwendet man ihn zur Teemischung.

Hopfen. Die Drüsenschuppen der Hopfenzapfen und die weiblichen Blüten der Heilpflanze werden gegen Schlafstörungen meist in fertiger Zubereitung verabreicht. Da sie hormonartige Stoffe enthalten, empfehlen sie sich auch bei nervösen Beschwerden und Schlafbehinderungen der Frau während der Menstruation und in den Wechseljahren. Häufig kombiniert man Hopfen mit Baldrian oder anderen beruhigenden Kräutern.
Wer den Tee vorzieht, bereitet ihn als Aufguß mit 1 Teelöffel Hopfen pro Tasse kochendes Wasser zu. Davon trinkt man nach Bedarf 2–4 Tassen täglich, am besten morgens 1 und abends 2, wenn nötig zusätzlich mittags noch 1 Tasse.

Johanniskraut. Innerlich angewendet gilt dieses Kraut als natürliches Psychopharmakon, das nach den Ergebnissen klinischer Untersuchungen in seiner Wirkung nicht hinter den chemischen »Seelenheilmitteln« zurücksteht. Es kann also vor allem gegen die Schlafstörungen empfohlen werden, die sich aus seelischen Konflikten, Sorgen und Ängsten erklären. Während der Behandlung, die mindestens 4, besser 6–8 Wochen dauert, muß auf Sonnenbäder und UV-Bestrahlungen verzichtet werden. Die Droge sensibilisiert die Haut und könnte zu lichtallergischen Ausschlägen und Entzündungen führen.
Außer den fertigen Spezialitäten aus Apotheke und Reformhaus eignet sich auch der Tee gut. Er wird mit 2 Teelöffeln Kraut pro Tasse kochendes Wasser zubereitet, Tagesdosis 3 Tassen. Um möglichst rasch eine schlaffördernde Wirkung zu erzielen, kombiniert man Johanniskraut oft mit dem schneller wirkenden Baldrian oder anderen »Schlafpflanzen«.

Lavendel. Er wirkt mild beruhigend und schlaffördernd und kann innerlich oder als Badezusatz gegen Schlafstörungen empfohlen werden. Tee bereitet man als Aufguß mit 1 Teelöffel Lavendel pro Tasse kochendes Wasser zu und trinkt morgens und abends je 1 Tasse.
Bei akuten Schlafstörungen empfiehlt sich abends (bis zu 3mal wöchentlich) das entspannende warme Lavendelbad. Dazu bereitet man mit 100 g Blüten auf 1 l kaltes Wasser die Abkochung zu, die kurz aufkochen muß und unter das Badewasser gemischt wird. Man badet etwa 20 Minuten bei 38 Grad Wassertemperatur darin, dann begibt man sich sofort zu Bett. Herz-Kreislauf-Kranke vertragen Vollbäder nicht immer, sie sollten vorher die Einwilligung des Therapeuten einholen.

Melisse. Die zitronenähnlich duftenden Blätter der Melisse wirken beruhigend, krampflösend und schlaffördernd. Auch seelisch verursachte Schlafbehinderungen werden bei längerem Gebrauch meist günstig beeinflußt. Zum Teil gibt man das Kraut als Bestandteil von Teemischungen, oft genügt aber schon der Einzeltee. Er wird als Aufguß mit 1 Teelöffel Melisse pro Tasse gerade nicht mehr kochendes Wasser zubereitet. Statt dessen kann man auch 2 Eßlöffel Melisse mit 1/4 l kaltem Wasser 9–10 Stunden ansetzen. Die Tagesdosis beträgt 3 Tassen, am besten morgens 1 zur Tagesberuhigung und abends 2 für besseren Schlaf.

Waldmeister. Er wird mit Vorsicht nie dauernd oder überdosiert gegen Schlafstörungen verabreicht, am besten als Bestandteil von Teemischungen. Über seine möglichen Nebenwirkungen berichteten wir bereits im Kapitel Kopfschmerzen.
Aufguß stellt man aus 2 Teelöffeln Kraut pro Tasse kochendes Wasser her und läßt vor Gebrauch noch 1/2 Stunde ziehen. Zum Kaltauszug setzt man 2 Teelöffel Waldmeister mit 1 Tasse kaltem Wasser 10 Stunden an. Die Tagesdosis beträgt morgens und abends je 1 Tasse.

Weißdorn. Hauptsächlich empfiehlt sich diese gut wirksame, auch bei Langzeitgebrauch unschädliche Heilpflanze bei Schlafstörungen, die im Zusammenhang mit Herz-Kreislauf-Störungen (vor allem Arterienverkalkung) auftreten. Zugleich beeinflußt die Droge auch andere seelisch-nervöse Veränderungen als Folge organischer Beschwerden. Die Anwendung sollte kurmäßig über 2–3 Monate erfolgen, wenn nötig auch wesentlich länger.
Fertige Zubereitungen sind wegen des standardisierten Wirkstoffgehalts oft vorzuziehen. Aber auch der Aufguß aus 1 Eßlöffel Droge pro Tasse kochendes Wasser bewährt sich gut. Die Tagesdosis beträgt 3 Tassen.

Fichten- und Kiefernbäder. Außer Lavendelbädern (siehe Lavendel) können gegen Schlafstörungen auch Badezusätze aus Fichte oder Kiefer empfohlen werden. Man badet immer abends unmittelbar vor dem Schlafengehen im 38 Grad warmen Vollbad. Herz-Kreislauf-Kranke sollten vorher mit dem Therapeuten sprechen, weil warme Bäder oft nicht gut vertragen werden. Während des Bads sollte möglichst eine andere Person in Rufweite bleiben, um bei Komplikationen sofort eingreifen zu können.
Wer keinen fertigen Badezusatz bevorzugt, bereitet ihn wie folgt selbst zu:

- 1 kg zerhackte Fichtennadeln und -zapfen auf 10 l kaltes Wasser geben, aufkochen lassen und abseihen. Den Tee unter das warme Badewasser mischen. Das Bad dauert etwa 20 Minuten und kann bis zu 3mal pro Woche durchgeführt werden.
- 250 g zerhackte Kiefernnadeln und -sprossen mit 2 l kaltem Wasser ansetzen und kurz aufkochen. Den Tee ins Badewasser geben. Dauer und Häufigkeit entsprechen dem Fichtenbad.

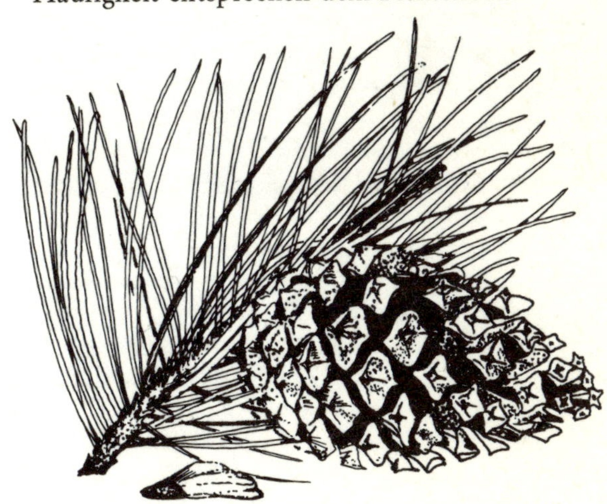

Bewährte Schlafteemischungen
Teemischungen für besseren Schlaf sollten stets mindestens eines der drei Hauptmittel *Baldrian, Hopfen* und *Melisse* enthalten. Hinzu kommen dann je nach Einzelfall noch verschiedene andere Kräuter. Die folgenden Rezepte bewährten sich gut bei Schlafstörungen verschiedener Ursachen:

- je 2 Teile Baldrian und Melisse, je 1 Teil Honigklee und Lavendel. Mit 1 Teelöffel der Mischung auf 1 Tasse siedendes Wasser bereitet man den Aufguß zu und trinkt abends 2 Tassen, zur Tagesberuhigung bei Bedarf zusätzlich morgens 1 Tasse.

- 3 Teile Hopfen, je 2 Teile Johanniskraut und Waldmeister, 1 Teil Melisse. Der Tee wird mit 1 Teelöffel der Mischung auf 1 Tasse kaltes Wasser angesetzt und muß kurz aufkochen. Täglich trinkt man morgens und mittags je 1 Tasse, abends je nach Bedarf 1–2 Tassen. Er eignet sich besonders bei Schlafstörungen aus seelischer Ursache.

- je 2 Teile Baldrian, Basilikum und Melisse, je 1 Teil Honigklee und Johanniskraut. Auf 1 Tasse kochendes Wasser gibt man 1 Teelöffel der Teemischung und nimmt morgens 1, abends 2 Tassen ein. Auch diese Mischung kann vor allem gegen die Schlafbehinderungen aus seelischen Ursachen empfohlen werden, die heute weit verbreitet auftreten.

- 3 Teile Weißdorn, je 2 Teile Mistel und Melisse, je 1 Teil Ackerschachtelhalm, Hopfen, Johanniskraut und Lavendel. Der Aufguß wird mit 1 Teelöffel der Kräuter pro Tasse kochendes Wasser zubereitet, Tagesdosis 3 Tassen. Er lindert Schlafstörungen und andere seelisch-nervöse Beschwerden, die sich aus Herz-Kreislauf-Erkrankungen erklären, sehr gut. Dazu wendet man ihn kurmäßig monatelang, bei Bedarf auch dauernd an.

Auch fertige Teemischungen und andere Zubereitungen aus mehreren Kräutern, die man im Fachgeschäft erhält, sind zu empfehlen.

Beruhigende Kräuter gegen Nervosität

Der vieldeutige Begriff Nervosität wird in der modernen Medizin nur als Sammelbezeichnung für verschiedene, einander ähnliche Erkrankungen und Funktionsstörungen unterschiedlicher Ursachen verwendet. Man versteht darunter Zustände dauernder Unruhe, Gereiztheit, Überempfindlichkeit und nervöser Schwäche, die mit nervösem Schwitzen und funktionellen Störungen an inneren Organen (psychosomatische Erscheinungen) verbunden sein können.
Verursacht wird die Nervosität nicht selten durch Erbanlagen. Dann kann man die »nervöse Konstitution« nur wenig beeinflussen, denn sie ist eigentlich nicht krankhaft. Häufig erklärt sich Nervosität von Kindheit an aber auch aus einer angeborenen Fehlfunktion des Lymphsystems (lymphatische Diathese)

mit Abwehrschwäche, die sich außerdem in Neigung zu Milchschorf, Ekzemen und erhöhter Anfälligkeit für Erkältung bemerkbar macht. Während der Pubertät und in den Wechseljahren kann es als Folge hormoneller Umstellungen vorübergehend oder dauernd zur Nervosität kommen.

Verbreitet sind auch die nervösen Störungen bei dauernder Überanstrengung und Überlastung (Streß), neurotischen seelischen Fehlhaltungen (zum Beispiel durch negative Kindheitserlebnisse) und infolge falscher Lebenseinstellungen und -gewohnheiten. Schließlich können andere ernste seelische Krankheiten (vor allem Psychosen) und schwere organische Erkrankungen mit Nervosität einhergehen.

Grundsätzlich erfordert Nervosität wegen der Vielzahl möglicher Ursachen immer gründliche ärztliche Untersuchung, wenn sie nicht nur vorübergehend aus äußeren Umständen auftritt.

Die Therapie richtet sich nach den diagnostizierten Ursachen. Kräuter können im Einzelfall zur Behandlung ausreichen. Manchmal müssen zusätzlich vorübergehend stärker wirkende Arzneimittel verabreicht werden. Hier gilt aber die gleiche Warnung wie vor dem Langzeitgebrauch von Schlafmitteln. Auch die Tagesberuhigungsmittel (Sedativa) können zu ernsten Nebenwirkungen und suchtartiger Abhängigkeit führen. Das gilt nicht nur für die »klassischen Beruhigungsmittel«, die mit den Schlafmitteln nahe verwandt sind, sondern auch für die modernen Psychopharmaka mit Wirkung auf das Seelenleben.

Arzneimittel- oder Kräutertherapie müssen unterstützt werden durch Änderung falscher Lebensgewohnheiten und Überwindung innerer Einstellungen, die Krankheiten erzeugen. Wer diese »Arbeit« nicht aus eigener Kraft schafft, sollte autogenes Training oder West-Joga erlernen oder die Hilfe eines Psychotherapeuten in Anspruch nehmen. Gegen lymphatische Diathese gibt es ebenso wie zur Normalisierung hormoneller Fehlregulationen gezielt wirkende Arzneimittel, die der Fachmann verordnet.

Die Kräuterbehandlung gleicht im Grunde der bei Schlafstörungen. Im Vordergrund stehen also Baldrian, Hopfen und Melisse, bei seelischen Ursachen vor allem Johanniskraut, unterstützt durch beruhigende Bäder mit Fichte, Kiefer oder Lavendel. Nervöse Organstörungen, die vor allem Herz und Magen betreffen, behandelt man zusätzlich gezielt durch die in den entsprechenden Kapiteln dieses Buches empfohlenen Heilpflanzen. Gut eignen sich auch die Schlafteemischungen (siehe Seite 106). Da die darin enthaltenen Kräuter im Gegensatz zu chemischen Schlafmitteln keine künstliche Müdigkeit erzeugen, wird auch die Leistungsfähigkeit am Tage nicht beeinträchtigt.

Bewährte Heiltees gegen seelische Verstimmungen

Leichtere seelische Störungen sind heute weit verbreitet und werden oft routinemäßig vom Arzt durch Psychopharmaka behandelt. Diese chemischen Arzneimittel können die Symptome – etwa Angst, Depressionen, Gereiztheit, Hemmungen, Unruhe und Funktionsstörungen innerer Organe – meist rasch beseitigen.

Die eigentlichen Ursachen einer seelischen Krankheit aber, die in falscher Erziehung, Minderwertigkeitsgefühlen, Überforderung, Vereinsamung, falschen Lebenszielen und ähnlichen Faktoren zu suchen sind, können durch Arzneimittel nicht behoben werden. Da die Tabletten dem Patienten jedoch den Leidensdruck nehmen, fehlt ihm oft das Motiv, seine negativen Erlebnisse zu verarbeiten und falsche Einstellungen zu überwinden. Die Krankheit kehrt daher oft bald in gleicher oder veränderter Form zurück und kann noch schwerer behandelt werden. Schließlich nehmen die Patienten regelmäßig Psychopharmaka ein, werden abhängig von diesen »Lebenskrücken« und erleiden unter Umständen auch ernste körperliche Schäden.

Niemand kann den Wert chemischer Psychopharmaka bei ernsten seelischen Krankheiten bestreiten. In leichteren Fällen oder zur Nachbehandlung dagegen bieten sich Heilkräuter als Alternativen an. Bei sachgemäßem Gebrauch sind von ihnen keine unerwünschten Nebenwirkungen zu erwarten, die Wirkung steht nicht hinter der vergleichbarer chemischer Mittel zurück. Sie regen vor allem die Selbstheilungskräfte der Seele an und unterstützen den Kranken in seinem Bestreben, mit den Krankheitsursachen selbst – wenn nötig unter Anleitung eines Psychotherapeuten – fertig zu werden.

Einige geeignete Kräuter für das Seelenleben lernten wir bereits bei Schlafstörungen und Nervosität kennen. Wir wollen sie hier zusammenfassen und ergänzen.

Baldrian. Die Wurzel eignet sich wegen ihrer zuverlässigen Wirkung zur Basistherapie fast aller seelisch-nervösen Störungen. Da sie beruhigt und die Funktionen des vegetativen und zentralen Nervensystems harmonisiert und stabilisiert, kann sie zum Beispiel die Folgen von Angst, Depressionen oder Hemmungen eindämmen. Dazu ist aber Langzeittherapie über mehrere Monate erforderlich, die bei Bedarf durch ein speziell auf das Seelenleben wirkendes Heilkraut unterstützt werden kann. Epileptiker verzichten auf Baldrian, wenn nicht der Arzt ihn ausdrücklich verordnet hat.

Tee aus Baldrianwurzel bereitet man am wirksamsten als Kaltauszug mit 2 Teelöffeln Wurzel auf 1/4 l kaltes Wasser zu und läßt 12–24 Stunden ziehen. Die Tagesdosis von 2–3 Tassen wird in gleichmäßigen Abständen eingenommen.

Basilikum. Wir wissen heute noch nicht, wie seine oft überraschende Wirkung auf das Seelenleben zustandekommt, sie steht aber außer Zweifel. Vor allem die verbreiteten Angstzustände werden gut beeinflußt. Dazu bereitet man den Aufguß aus 1 Teelöffel Basilikum pro Tasse kochendes Wasser zu und nimmt täglich 2–3 Tassen ein.

Borretsch. Die auch als Gurkenkraut bekannte Heilpflanze lindert vor allem leichtere depressive Verstimmungen, in schwereren Fällen zieht man meist das Johanniskraut vor. Seit über 2000 Jahren wird Borretsch mit gutem Erfolg verabreicht. Besonders wirksam scheint er nach den praktischen Erfahrungen bei Depressionen zu sein, die im Zusammenhang mit den Wechseljahren auftreten und von Blutwallungen zum Kopf begleitet werden. Der Tee wird mit 1 Teelöffel Kraut auf 1 Tasse kochendes Wasser zubereitet, Tagesdosis 3 Tassen.

Hafer. Der Volksmund sagt von aktiven Menschen: Die sticht der Hafer. Klinische Untersuchungen beweisen, wie wahr dieser Spruch ist. Neben anderen Wirkstoffen enthält Hafer eine hormonartige Substanz, die erst im Darm freigesetzt wird und die Nerven stärkt, die körperlich-geistige Leistungsfähigkeit erhöht und depressive Verstimmungen beseitigt. Dazu sollte Hafer als Tinktur aus dem Fachhandel nach Gebrauchsanweisung kurmäßig mindestens 3 Monate lang eingenommen werden. Tee bleibt bei seelischen Krankheiten weitgehend wirkungslos. Zusätzlich kann man Hafer noch regelmäßig als Bircher-Müsli zum Frühstück oder als Zwischenmahlzeit einnehmen. Seine Wirkung bei seelischen Störungen ist oft erstaunlich und auch bei verhaltensgestörten Kindern ausgeprägt.

Johanniskraut. Es gilt als Hauptmittel der Pflanzenheilkunde gegen Angstzustände und Depressionen. In der Regel tritt die Wirkung nach 10–14 Tagen spürbar ein, soll aber durch Fortführung der Therapie über 4–6 Wochen stabilisiert werden. Fertige Zubereitungen sind wegen der gleichbleibenden Wirkstoffmengen oft vorzuziehen.
Der einfache Tee eignet sich gegen leichtere Verstimmungen. Man bereitet ihn mit 2 Teelöffeln Kraut pro Tasse kochendes Wasser zu und nimmt täglich 3 Tassen ein. Während der Therapie meidet man Sonnenbäder oder UV-Bestrahlungen, sonst kann es zur Lichtallergie mit unangenehmen Hautausschlägen und -entzündungen kommen.

Melisse. Ähnlich wie Baldrian eignet sich auch diese Droge gut zur Basistherapie seelisch-nervöser Erkrankungen. Die Symptome seelischer Störungen werden mit Hilfe des Krauts schonend gelindert, aber nicht wie durch Psychopharmaka zu stark unterdrückt. So kann der Patient die Ursachen aus eigener Kraft verarbeiten. Besonders zu empfehlen ist Melisse bei seelisch-körperlichen Störungen am Herz-Kreislauf- und Verdauungssystem sowie bei Fehlfunktionen der weiblichen Geschlechtsorgane als Reaktion auf seelische Erkrankungen.
Den Tee bereitet man mit 1 Teelöffel Melisse pro Tasse gerade nicht mehr kochendes Wasser zu oder setzt 2 Eßlöffel Melisse mit 1/4 l kaltem Wasser 8 Stunden an. Die Tagesdosis beträgt 3 Tassen.

Mistel. Sie wird seit der Antike zur Harmonisierung des vegetativen Nervensystems und gegen seelische Störungen empfohlen. Früher peitschte man die Kranken mit Mistelzweigen aus, wobei die Wirkstoffe über die Haut aufgenommen wurden, heute spritzt man fertige Lösungen ein. Als Tee kann die Mistel bei seelischen Störungen lediglich zu Kräutermixturen empfohlen werden, allein genügt ihre Wirkung in solchen Fällen nicht. Auch verschiedene homöopathische Zubereitungen bewähren sich gut. Am besten überläßt man die Misteltherapie bei seelisch-nervösen Störungen immer dem Therapeuten.

Passionsblume. Die exotische Heilpflanze wirkt wie der Baldrian gut beruhigend und lindert die Beschwerden seelischer Krankheiten so weit, daß sich die Betroffenen aktiv mit den Wurzeln der Erkrankung auseinandersetzen und falsche Einstellungen und Gewohnheiten verändern können. Zu diesem Zweck werden fertige Zubereitungen aus dem Fachgeschäft längere Zeit nach Gebrauchsanweisung eingenommen. Am besten bespricht man die zweckmäßigste Form der Anwendung mit dem Therapeuten.

Rosmarin. Er wird zur Anregung, Belebung und allgemeinen Stärkung empfohlen, wenn seelische Erkrankungen mit nervöser Erschöpfung, Leistungsschwäche und Antriebsmangel einhergehen. Auch die bei seelisch Kranken oft gestörten sexuellen Funktionen werden durch Rosmarin wieder gestärkt.
Die Anwendung erfolgt innerlich als Aufguß mit 1 Teelöffel Rosmarin pro Tasse kochendes Wasser. Davon nimmt man morgens, mittags und am Nachmittag vor 17 Uhr je 1 Tasse ein. Zu spät darf Rosmarin nicht gegeben werden, sonst behindert er das Einschlafen. Bei ausgeprägten Schwächezuständen

bewährt es sich, 50 g Droge mit 0,7 l gutem Südwein 3 Tage lang anzusetzen. Davon gibt man täglich 3- bis 4mal 1 Likörglas voll.
Wöchentlich 2- bis 3mal unterstützt man die Therapie durch Rosmarinbäder am Vormittag. Der Badezusatz wird mit 50 g Droge auf 1/2 l kochendes Wasser zubereitet und unter das etwa 36 Grad warme Badewasser gemischt.

Kräutermischungen gegen seelische Störungen
Dazu mischt man Kräuter mit allgemein beruhigender Wirkung und Heilpflanzen, die speziell auf die seelische Verfassung wirken. Folgende Rezepte bewähren sich gut bei leichteren bis mittelschweren Erkrankungen zur alleinigen oder unterstützenden Therapie:

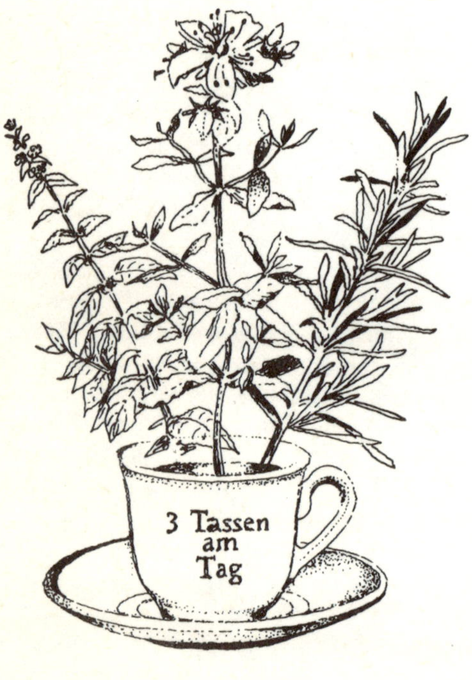

- je 2 Teile Basilikum und Johanniskraut, 1 Teil Baldrian und Melisse. Mit 1 Teelöffel der Mischung auf 1 Tasse kochendes Wasser bereitet man den Aufguß zu und trinkt 3 Tassen am Tag.
- zu gleichen Teilen Basilikum, Borretsch, Johanniskraut und Melisse. Die Zubereitung erfolgt als Aufguß mit 1 Teelöffel der Mischung pro Tasse siedendes Wasser. Der Tee eignet sich vor allem bei Angstzuständen und Depressionen der Frau in den Wechseljahren. Die Tagesdosis beträgt 3 Tassen.
- 3 Teile Johanniskraut, je 2 Teile Basilikum und Melisse, 1 Teil Rosmarin. Auf 1 Tasse kochendes Wasser gibt man 1 Teelöffel der Mischung und trinkt täglich 3 Tassen. Die Mixtur empfiehlt sich besonders bei seelischen Störungen mit Antriebsschwäche.
- je 3 Teile Baldrian und Melisse, je 2 Teile Basilikum und Johanniskraut, 1 Teil Hopfenschuppen. Man nimmt pro Tasse kochendes Wasser 1 Teelöffel dieser Mischung, Tagesdosis 3 Tassen. Dieser Tee wird besonders gegen seelische Störungen mit Erregungszuständen, Unruhe und Gereiztheit empfohlen.

Daneben gibt es noch zahlreiche fertige Kräuterzubereitungen im Fachgeschäft, die nach Gebrauchsanweisung eingenommen werden. Wegen ihres standardisierten Wirkstoffgehalts eignen sie sich unter Umständen besser als der Tee zur Behandlung. Darüber läßt man sich am besten vom Therapeuten beraten.

KRÄUTER FÜR AUGEN UND OHREN

Erkrankungen an Augen und Ohren erfordern grundsätzlich immer fachmännische Behandlung, um bleibende Schäden an diesen Sinnesorganen zu verhindern. Heilkräuter unterstützen die Therapie meist von außen her. Die Anwendungen sollten aber stets mit dem Fachmann besprochen werden, denn sie eignen sich nicht in jedem Fall. Innerlich kann man bei Bedarf Heilpflanzen mit abwehrsteigernder Wirkung zur Grundbehandlung verabreichen.

Warnzeichen verschiedener Erkrankungen

Zur **Überanstrengung der Augen** kommt es vor allem durch zu langes Arbeiten oder Lesen und sehr feine Arbeiten. Besonders stark werden die Augen angestrengt, wenn die Beleuchtung zu schwach oder zu grell ist. Charakteristische Warnzeichen sind Druck in den Augenhöhlen und brennender Schmerz. Sie signalisieren, daß die Augen unbedingt einige Zeit Erholung brauchen. Mißachtet man diese Warnungen häufiger, dann kann es zu bleibenden Augenschäden kommen.

Symptome der Augenüberanstrengung klingen rasch wieder ab. Bleiben sie aber trotz Ruhe bestehen, oder kehren sie häufig zurück, dann muß an eine Augenkrankheit gedacht werden. Entzündungen betreffen oft die Bindehaut, können sich aber auch an anderen Augenabschnitten bemerkbar machen. Als Warnzeichen treten Schmerzen, Rötung, Schwellungen der Lider, Lichtscheu, Tränenfluß, Sehstörungen und Verklebungen mit gelblichen Borken vor allem morgens beim Erwachen auf. Diese Symptome erfordern sofortige fachmännische Untersuchung. Selbstbehandlung ist nicht erlaubt, die unterstützende Kräuterbehandlung wird mit dem Therapeuten besprochen.

Am Lidrand können eitrige Entzündungen der Talgdrüsen auftreten, die man als *Gerstenkorn* bezeichnet.

Sie führen zur schmerzhaften Schwellung, die im allgemeinen bald wieder einschmilzt. Die Entleerung des Eiters nach außen unterstützen verschiedene Kräuteranwendungen nach Anweisung des Therapeuten. Unter Umständen muß ein Gerstenkorn aber auch operativ geöffnet werden.
Andere Augenkrankheiten können durch Kräuterbehandlung kaum beeinflußt werden. Deshalb soll hier auch nicht mehr näher darauf eingegangen werden. Lediglich ein Hinweis erscheint noch wichtig: Schmerzen in den Augenhöhlen mit Nebel-, Regenbogensehen, Kopfschmerzen ähnlich wie bei der Migräne, Erbrechen und Übelkeit, die aus voller Gesundheit auftreten, deuten oft auf eine akute Erhöhung des Augeninnendrucks *(grüner Star)* hin. Sofortige fachärztliche Behandlung ist notwendig, um Erblindung zu verhindern. Vorbeugend sollte man ab dem 40. Lebensjahr einmal jährlich beim Augenarzt den Augeninnendruck messen lassen. Allmählich nachlassende Sehkraft, besonders deutlich ausgeprägt beim Lichteinfall ins Auge von vorne, bei seitlichem Lichteinfall dagegen verbessertes Sehvermögen, kann Warnzeichen des *grauen Stars* (Linsentrübung) sein und muß ebenfalls bald vom Fachmann untersucht werden.

Entzündungen des Mittelohrs entstehen oft als Komplikation einer Erkältung oder Grippe, wenn Erreger aus dem Nasen-Rachen-Raum durch die Ohrtrompete ins Mittelohr gelangen und die Abwehrkräfte nicht ausreichen, um sie in Schach zu halten. Seltener werden Erreger auf dem Blutweg ins Ohr verschleppt. Symptomatisch sind an- und abschwellende, drückende oder stechende Ohrenschmerzen, Fieber, Appetitmangel, Übelkeit, manchmal Brechreiz. Bei Vereiterung bricht das Sekret durch das Trommelfell und läuft aus dem Ohr nach außen ab. Dabei kann es zu schmerzhaften Entzündungen des äußeren Gehörgangs und der Ohrmuschel kommen. In den meisten Fällen wird die Mittelohrentzündung von einer Entzündung oder Vereiterung der Warzenfortsatzzellen begleitet, die sich durch Druckschmerz hinter dem Ohr oder Schwellungen vor, hinter, über oder unter dem Ohr bemerkbar macht.
Fachmännische Therapie ist immer notwendig, sonst kann die Mittelohrentzündung auf das Innenohr und Gehirn übergreifen oder ins chronische Stadium übergehen. Chronische Mittelohrentzündungen werden von Schwerhörigkeit und Absonderung eines geruchlosen oder eitrig-stinkenden Sekrets aus dem Ohr begleitet. Starke Sekretion wechselt mit Zeiten ohne Ohrlaufen ab, Schmerzen bestehen nur selten. Die Krankheit kann das Mittelohr schleichend zerstören, bis es schließlich zur Taubheit kommt. *Innenohrentzündungen* machen sich durch Schwerhörigkeit bis Taubheit, Brechreiz, Gleichgewichtsstörungen und Augenzittern bemerkbar. Hilfe bringt nur die fachärztliche – meist operative – Behandlung.
Vergleichsweise harmlos ist der *Katarrh der Ohrtrompete,* die zum Druckausgleich das Mittelohr mit dem Nasen-Rachen-Raum verbindet. Ihre Schleimhäute können bei Erkältungskrankheiten mit Schnupfen anschwellen. Dann ist kein Druckausgleich zwischen Mittelohr und Luftdruck der Umgebung mehr möglich, es kommt zum unangenehmen Druckgefühl im Ohr mit Schwerhörigkeit.
Wenn die Beschwerden nicht in wenigen Tagen abklingen, muß unbedingt der Fachmann konsultiert werden, ehe sich aus dem Katarrh eine Mittelohrentzündung entwickelt.

Das heilsame Augenbad

Augenbäder werden grundsätzlich immer kalt durchgeführt. Nur der Therapeut kann ausnahmsweise warme Bäder gegen Entzündungen verordnen, zur Selbsthilfe eignen sie sich nicht. Wenn nichts anderes verordnet wurde, führt man das Augenbad täglich 4mal gegen bestehende Erkrankungen durch. Bei überanstrengten Augen genügt meist die einmalige Anwendung. Im Fachgeschäft erhält man spezielle Augenbadewannen, die bei häufigeren Augenbädern zu empfehlen sind. Für gelegentlichen Gebrauch genügt eine ausreichend große Waschschüssel. Diese füllt man mit dem Tee. Dann taucht man das Gesicht ein und öffnet unter Wasser mehrmals die Augen. Zwischendurch taucht man 2- bis 3mal zum Atmen auf. Augenbadewannen benutzt man nach Gebrauchsanweisung, das Gesicht muß dabei nicht eingetaucht werden.
Der Tee soll immer durch ein feines Leintuch abgeseiht werden, damit keine Fremdkörper ins Auge gelangen. Gut eignen sich zum Augenbad vor allem Augentrost, Baldrian, Fenchel, Holunder und Kamille.

Augentrost. Die entzündungshemmende Droge eignet sich bei Überanstrengung oder Entzündung der Augen und gegen das Gerstenkorn. Nur der Therapeut kann entscheiden, ob das Bad allein ausreicht oder zusätzliche Heilmittel erforderlich sind. Beim grauen Star unterstützt Augentrost die Nachbehandlung nach Operation. Verboten ist die Heilpflanze in jeder Form für Kinder unter 14 Jahren.
Wenn der Therapeut nichts anderes verordnet, badet man die Augen bis zu 4mal täglich im kalten Tee, am besten nie länger als 3 Tage pro Woche ununterbrochen. Die Abkochung wird mit 2 Eßlöffeln Augentrost auf 2 l kaltes Wasser angesetzt und muß kurz aufkochen. Dann seiht man den Tee sorgfältig durch und wendet ihn abgekühlt an.

Baldrian. Er empfiehlt sich vor allem zum Bad gegen überanstrengte Augen und leichte Reizungen der Bindehaut. Die Anwendung entspricht der des Augentrosttees. Zubereitet wird der Tee als Kaltauszug mit 4 Eßlöffeln Baldrian auf 2 l kaltes Wasser. Man läßt 12 Stunden ziehen, seiht sorgfältig ab und badet dann die Augen im kalten Tee.

Fenchel. Tee aus Fenchelfrüchten oder ausgedroschenem Fenchelstroh kann wegen seiner reizlindernden Eigenschaften gegen leichte Bindehautkatarrhe und Überanstrengung der Augen empfohlen werden. Auch Kleinkinder vertragen die Anwendung gut. Aus Fenchelfrüchten bereitet man mit 3 Eßlöffeln auf 2 l kochendes Wasser den Aufguß zu, Fenchelstroh wird mit 500 g auf 2 l kaltes Wasser angesetzt und kurz aufgekocht. Den gut filtrierten Tee verwendet man lauwarm zum Augenbad.

Holunder. Die entzündungshemmenden Holunderblüten werden wie Augentrost gegen Überanstrengung, Reizung und Entzündung der Augen, Gerstenkorn und zur Nachbehandlung nach Augenoperationen empfohlen. Grundsätzlich verwendet man zum Augenbad nur den kalten Aufguß, warmen Tee nur nach Erlaubnis des Therapeuten. Die Zubereitung erfolgt mit 2 Eßlöffeln Holunder auf 2 l kochendes Wasser und wird sorgfältig gefiltert am Auge angewendet.

Kamille. Dank ihrer entzündungshemmenden, bakterienfeindlichen Wirkung eignet sie sich besonders zur unterstützenden oder alleinigen Behandlung von

Bindehautentzündungen und Gerstenkorn. Trotz ihrer guten Verträglichkeit darf die Droge am Auge aber nicht zu oft angewendet werden, sonst kann es zu Reizungen kommen. Der Aufguß wird mit 2 Eßlöffeln Droge auf 2 l kochendes Wasser zubereitet und 3mal täglich nicht länger als 5 Tage ununterbrochen angewendet.

Andere Kräutermixturen für die Augen

Die beim Augenbad genannten und einige andere Heilkräuter können auch zu Augenkompressen verwendet werden. Diese Auflagen empfehlen sich vor allem bei Überanstrengung der Augen, Gerstenkorn und leichten Bindehautentzündungen. Sie werden kalt angewendet, warm nur nach Verordnung des Fachmanns.

Augenkompressen legt man 4- bis 6mal täglich für etwa 20 Minuten auf die geschlossenen Lider. Die sonst üblichen trockenen Wickeltücher entfallen. Der Patient muß sich entspannt flach auf den Rücken legen, sonst fallen die Kompressen ab. Geeignet sind passende kleine, 2- bis 6fach gefaltete Leintücher oder Wattebäusche, die in den Tee getaucht und vor dem Anlegen leicht ausgewrungen werden. Auch hier gilt, daß der Tee sorgfältig durch ein feines Leintuch filtriert werden soll.

Augentrosttee bereitet man für Kompressen mit 1 Teelöffel Kraut auf 1/2 l kaltes Wasser zu, kocht kurz auf und wendet abgekühlt an. Für *Baldriankompressen* empfiehlt sich der Aufguß mit 1 Teelöffel Baldrian pro Tasse siedendes Wasser, der nach dem Abseihen ebenfalls erkalten muß. Zur *Fenchelauflage* stellt man aus 1/2 Eßlöffel Früchten oder 1 Eßlöffel Fenchelstroh auf 1/4 l kochendes Wasser den Aufguß zu. *Holunder-* und *Kamillenblüten* werden jeweils mit 1 Teelöffel Droge auf 1 Tasse siedendes Wasser als Tee zubereitet.

Neben diesen auch zum Augenbad geeigneten Heilkräutern eignen sich noch Auflagen mit Eisenkraut, Huflattich, Löwenzahn und Wegwarte. Man bereitet sie wie folgt zu:

- *Eisenkraut* als Kaltauszug mit 1 Eßlöffel Kraut auf 1/4 l kaltes Wasser. Er muß 10 Stunden ziehen und bewährt sich besonders gut beim Gerstenkorn.
- *Huflattich* mit 1 Eßlöffel Droge auf 1/4 l kochendes Wasser. Man wendet den Tee lauwarm, nicht wie sonst üblich kalt, am Auge an.
- *Löwenzahn* gibt man immer zu gleichen Teilen mit Augentrost oder Fenchel gemischt. Mit 1 Eßlöffel der Mischung auf 1/4 l siedendes Wasser bereitet man den Aufguß zu und verwendet ihn nach Abkühlung.
- *Wegwarte* wird mit 2 Teelöffeln Kraut auf 1 Tasse kaltes Wasser angesetzt, muß kurz aufkochen und danach abkühlen, ehe man den Tee am Auge anwendet.

In Apotheken und Reformhäusern erhält man auch verschiedene Salben mit Kräutern, die sich bei Augenleiden bewährt haben. Sie werden nach Gebrauchsanweisung unterstützend oder (nach Rücksprache mit dem Fachmann) zur alleinigen Therapie verabreicht.

Hilfe bei Ohrenkrankheiten

Entzündungen des Mittelohrs und erst recht des inneren Ohrs erfordern in der Regel Arzneimittel, die der Arzt verordnet, nicht selten auch chirurgische Behandlung. Falsche Selbsthilfe könnte die Krankheit verschlimmern. Wenn Kräuter äußerlich zu Auflagen auf das kranke Ohr angewendet werden, dann fragt man vorher den Therapeuten.

Gut eignet sich im Einzelfall vor allem der *Bockshornkleewickel.* Dazu kocht man einige Löffel zerstoßenen Bockshornkleesamen mit wenig Wasser unter dauerndem Rühren zu einem zähen Brei ein. Heiß wird er auf ein passendes Leintuch gestrichen. Man faltet es oben wie einen Briefumschlag zusammen und legt es dann mit der Unterseite, die nur aus einer Lage Stoff besteht, für etwa 30 Minuten auf das kranke Ohr. Diese Anwendung kann bis zu 4mal täglich gegen Mittelohrentzündung durchgeführt werden.

Wenn eitriges Sekret aus dem Ohr fließt, dann schützt man den äußeren Gehörgang und die Ohrmuschel durch warmen *Kamillentee* vor Entzündungen. Er wird mit 1 Teelöffel Kamille pro Tasse kochendes Wasser zubereitet und vorsichtig ins Ohr geträufelt oder mit einem in den Tee getauchten Wattestäbchen in den Gehörgang und die Ohrmuschel gestrichen. Je nach Stärke der Absonderung wiederholt man diese Behandlung 8- bis 10mal am Tag.

Gegen den Katarrh der Ohrtrompete verabreicht man die oben beschriebene Auflage mit Bockshornklee und Inhalationen mit *Kamillen-Thymian-Tee,* wie sie beim Schnupfen (siehe Seite 24) beschrieben wurden. Weitere Maßnahmen muß der Therapeut verordnen, wenn diese einfachen Hausmittel nicht innerhalb von 3–5 Tagen helfen.

Innerlich empfiehlt sich die Einnahme abwehrsteigernder Heilkräuter (vor allem *Sonnenhut*), die im Kapitel über Erkältung und Grippe vorgestellt wurden. Der Organismus kann mit ihrer Hilfe die Krankheit des Ohrs oft aus eigener Kraft überwinden. Manchmal lassen sich Komplikationen aber nur durch rechtzeitigen Einsatz von Antibiotika oder Operation verhindern, das kann nur der Arzt beurteilen.

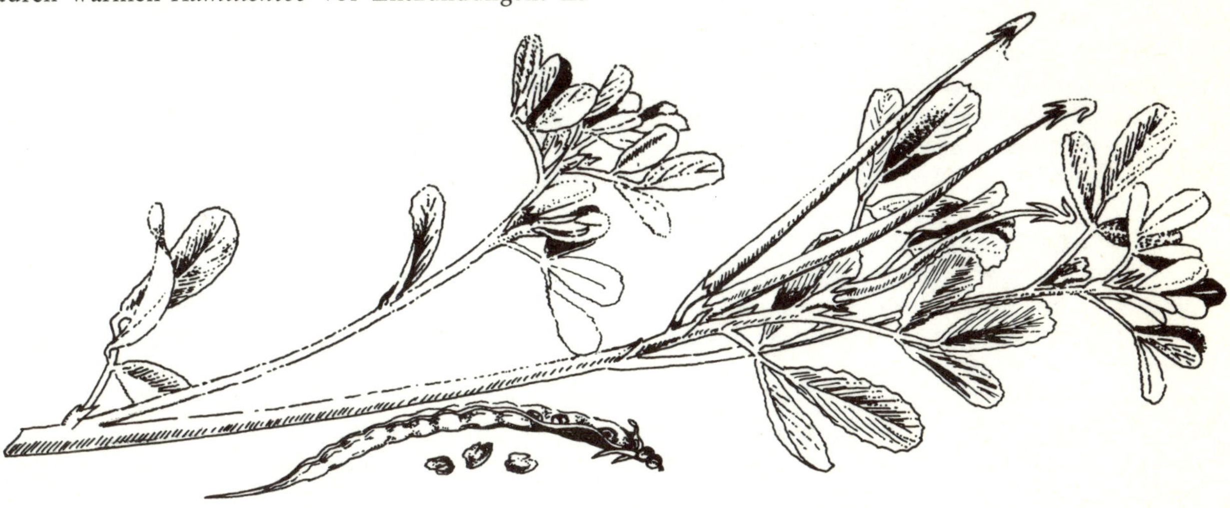

KRÄUTER GEGEN ANDERE GESUNDHEITSSTÖRUNGEN

Schmerzen und Koliken naturgemäß behandeln

Schmerzen treten als Warnzeichen von Erkrankungen auf und müssen immer ernst genommen werden. Es genügt nicht, nur den Schmerz durch Arzneimittel zu unterdrücken. Heilung kann erst durch gezielte Behandlung der Schmerzursachen erzielt werden.
Verschiedene Schmerzzustände lernten wir schon in den Kapiteln über Kopfschmerz und Migräne, Rheuma, Ischias und Nervenschmerzen kennen. Deshalb beschränken wir uns hier auf den *Zahnschmerz*. Solange er nur flüchtig auf Temperatur- oder Geschmacksreize auftritt, liegt erst ein oberflächlicher Zahnschmelzdefekt vor, der bald vom Zahnarzt saniert werden sollte. Kommt es auch spontan (ohne äußere Reize) zu Schmerzen, dann ist bereits das Zahnmark betroffen. Dauernder Zahnschmerz kennzeichnet die totale Zahnentzündung, zusätzliche Berührungsempfindlichkeit eine Wurzeleiterung, die durch den Knochen in die Wange durchbrechen kann (»dicke Backe«). Außerdem gibt es noch Zahnschmerzen aus rheumatischer Ursache ohne Zahndefekt. Nur der Zahnarzt kann das sicher feststellen.
Zahnschmerzen erfordern baldige fachmännische Behandlung, damit der Zahn noch gerettet werden kann. Zur Schmerzlinderung bis zur Therapie eignen sich Spülungen mit Bockshornklee, Kamille, Majoran, Petersilie, Pfefferminze oder Piment. Statt dessen kann man auch in das schmerzende Zahnfleisch Majoran- oder Pfefferminzöl einmassieren. Schmerztabletten nimmt man nur vorübergehend dann ein, wenn die Kräuter nicht zufriedenstellend helfen.

Majoran- und *Pfefferminzöl* aus dem Fachgeschäft bewähren sich sehr gut. Sie werden bis zu 6mal täglich nach Gebrauchsanweisung angewendet. Für Spülungen der Mundhöhle verwendet man bis zu 6mal täglich folgende Kräutertees:

- *Bockshornklee* mit 2 Teelöffeln zerstoßener Samen, die mit 1/4 l kaltem Wasser 6 Stunden angesetzt und dann kurz aufgekocht werden.
- *Kamille*, als Aufguß mit 2 Teelöffeln Kraut pro Tasse kochendes Wasser zubereitet. Sie lindert den Schmerz und hemmt auch die Entzündung, kann aber nicht heilen.
- *Majoran* wirkt auch als Aufguß mit 1 Eßlöffel Droge pro Tasse kochendes Wasser gut, besser eignet sich das fertige Öl.
- *Petersiliensamen* lindert ähnlich zuverlässig wie Majoran den Zahnschmerz. Die Abkochung wird zu diesem Zweck mit 1 Eßlöffel Kraut auf 1 Tasse kaltes Wasser angesetzt und kurz aufgekocht. Statt dessen kann man auch Petersilientinktur zur Zahnfleischmassage anwenden.
- *Pfefferminze* hilft am besten als Öl, das ins Zahnfleisch einmassiert wird. Wer den Aufguß vorzieht, bereitet ihn zur Spülung mit 2 Teelöffeln Kraut auf 1/4 l kochendes Wasser zu.
- *Piment* enthält das schmerzstillende Eugenol, das in chemisch reiner Form auch vom Zahnarzt noch verwendet wird. Zur Soforthilfe bereitet man mit 2 Teelöffeln Pimentpulver auf 1 Tasse kaltes Wasser die Abkochung, die kurz aufkochen soll. In der Apotheke erhält man auch stärker wirkende fertige Zubereitungen zum äußerlichen Gebrauch. Anstelle von Piment kann die Gewürznelke als Öl gegen Zahnschmerzen einmassiert werden. Auch in ihr wies man Eugenol nach.

Heilung kann man von diesen schmerzlindernden Kräutern allenfalls dann erwarten, wenn sich der Zahnschmerz aus rheumatischer Ursache erklärt. Zahndefekte kann nur der Zahnarzt sanieren.

Koliken lernten wir bereits in den Kapiteln über Magen, Darm, Gallenblase und Nieren kennen. Sie entstehen anfallsweise durch Verkrampfung der Muskulatur, die wir willentlich nicht beeinflussen können, und sind sehr schmerzhaft. Deshalb erfordern Koliken immer rasche ärztliche Hilfe und nach Linderung der Schmerzen gezielte Therapie gegen die Ursachen.

Kräuter sind nur zur Soforthilfe bis zum Eintreffen des Arztes erlaubt. Innerlich empfehlen sich Baldrian, Gänsefingerkraut, Kümmel oder Pfefferminze, äußerlich heiße Auflagen. Besteht Verdacht auf Bauchfell- oder Wurmfortsatz-(Blinddarm-)Entzündung, muß auf Wärmeanwendung und Kräutertees verzichtet werden, sonst verschlimmert sich der Zustand noch.

Baldrian beeinflußt alle Verkrampfungen und Koliken gut. Zur Soforthilfe stellt man mit 1 Teelöffel Wurzel auf 1 Tasse kochendes Wasser den Aufguß her und gibt bis zu 2 Tassen kurz hintereinander.

Auch das *Gänsefingerkraut* kann unspezifisch alle Koliken lindern, bewährt sich aber besonders bei Unterleibskrämpfen der Frau. Man gibt zur Soforthilfe auf einmal 1–2 Tassen, die mit 2 Teel. Kraut pro Tasse kochendes Wasser zubereitet werden.

Kümmel wird gegen Krämpfe und Koliken der Verdauungsorgane empfohlen, vor allem dann, wenn sie auf Blähungen zurückzuführen sind. Zu diesem Zweck kann man zu gleichen Teilen zerstoßenen *Kümmel* mit *Anis, Fenchel* und *Kamille* mischen. Mit 2 Teelöffeln dieser Mischung auf 1 Tasse kochendes Wasser bereitet man den Aufguß zu und gibt bei Bedarf hintereinander 1–3 Tassen.

Die *Pfefferminze* wirkt gut entspannend, krampflösend und schmerzlindernd. Der Tee wird mit 2 Teelöffeln Pfefferminze pro Tasse siedendes Wasser zubereitet. Davon trinkt man zunächst 1 Tasse. Genügt die Wirkung nicht, kann bald darauf noch eine weitere Tasse verabreicht werden.
Auflagen bestehen aus einem passenden Leintuch, das in heißes Wasser gelegt, dann mit geschützten Händen (Handschuhe wegen der Verbrühungsgefahr) ausgewrungen und so heiß wie eben noch verträglich auf die zu behandelnde Körperzone gelegt wird. Darüber wickelt man ein trockenes Leintuch und das etwas größere äußere Wolltuch ganz um den behandelten Körperteil. Die Wärme löst Verkrampfungen und Koliken innerer Organe. Unterstützend nimmt man innerlich einen der oben genannten Tees ein.

Kräuter bei Menstruationsstörungen und in den Wechseljahren

Die Monatsblutung der Frau wird meist von allgemein gestörtem Wohlbefinden mit Kopfschmerz, Ziehen im Rücken und Unterleib begleitet. Diese Beschwerden sind meist nur lästig. Sie erfordern keine Behandlung. Tabletten sollten nur ausnahmsweise auf dem Höhepunkt der Beschwerden nach Verordnung eingenommen werden, besser eignen sich die weiter unten genannten Kräuter.
Stärkere, krampfartige Schmerzen mit deutlich beeinträchtigtem Allgemeinbefinden, zu starke, zu lange oder schwache, zu seltene Monatsblutung dagegen erfordert ebenso wie die aus unerklärlichen Gründen völlig ausbleibende Menstruation immer baldige fachärztliche Untersuchung und gezielte Behandlung der Ursachen. In solchen Fällen spielen neben verschiedenen organischen Ursachen oft auch seelische Konflikte eine wichtige Rolle. Kräuter wendet man erst nach Diagnose mit Erlaubnis des Fachmanns allein oder zur unterstützenden Behandlung an.
Unter den zahlreichen, von der Volksmedizin seit alters empfohlenen Heilpflanzen sind vor allem Dill, Dost, Eisenkraut, Frauenmantel, Gänsefingerkraut, Kamille, Liebstöckel und Melisse hervorzuheben. Ihre oft erstaunlich gute Wirkung stellt sich aber meist erst nach längerer Einnahme ein. Daneben kennen wir noch giftige Arzneipflanzen und homöopathische Kräuterzubereitungen, die bei Bedarf vom Fachmann verordnet werden sollten.
Der **Dill** eignet sich vor allem zur Anregung zu schwacher Monatsblutung. Man bereitet ihn mit 1 Teelöffel auf 1 Tasse kaltes Wasser zu, läßt kurz aufkochen und vor Gebrauch 15 Minuten ziehen. Als Tagesdosis sind 3 Tassen angezeigt.
Dost gibt man als Badezusatz zum Sitzbad gegen Unterleibsbeschwerden der Frau. Dazu stellt man aus 100 g Dost auf 1 l kaltes Wasser die Abkochung her, läßt kurz aufkochen und mischt unter das warme Badewasser. Es soll bis zur Nierengegend reichen. Gebadet wird nach Bedarf 1- bis 3mal wöchentlich, bei akuten Beschwerden an 2–3 Tagen hintereinander.
Ähnlich zufriedenstellend wirkt **Eisenkraut** bei Menstruationsstörungen. Die Zubereitung erfolgt mit 1 Eßlöffel Kraut auf 1/4 l kaltes Wasser. Man läßt 10 Stunden ziehen und nimmt täglich 2 Tassen ein.

Kräuter gegen andere Gesundheitsstörungen: Dost (links), Gänsefingerkraut (oben), Dill (unten).

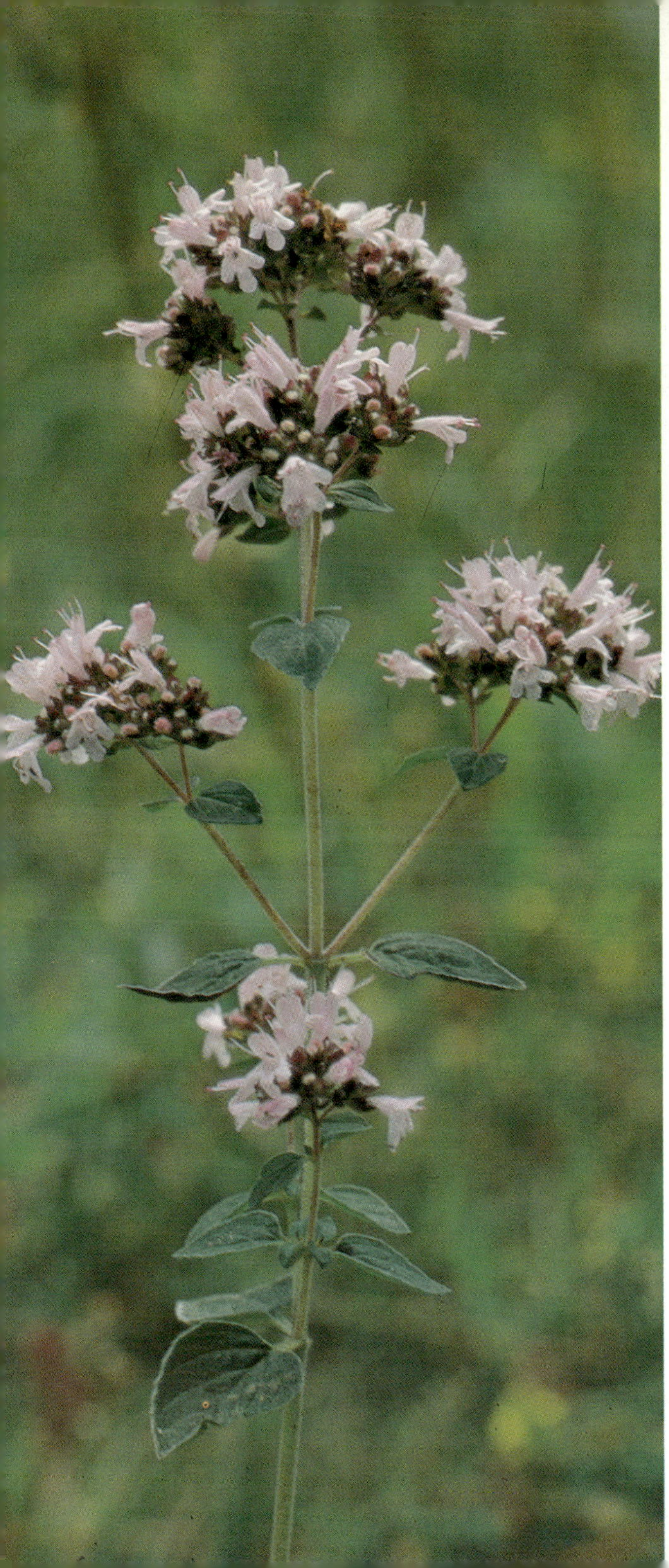
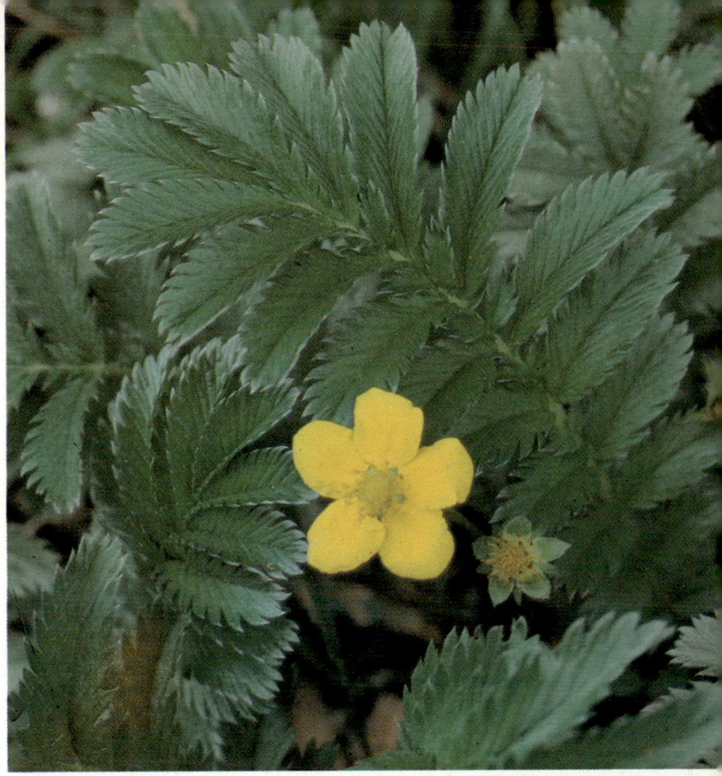
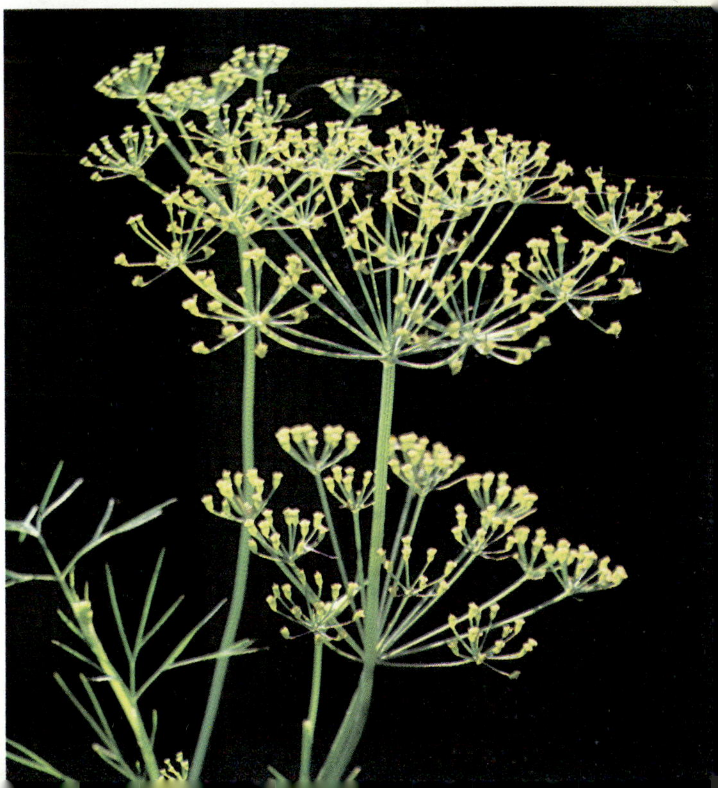

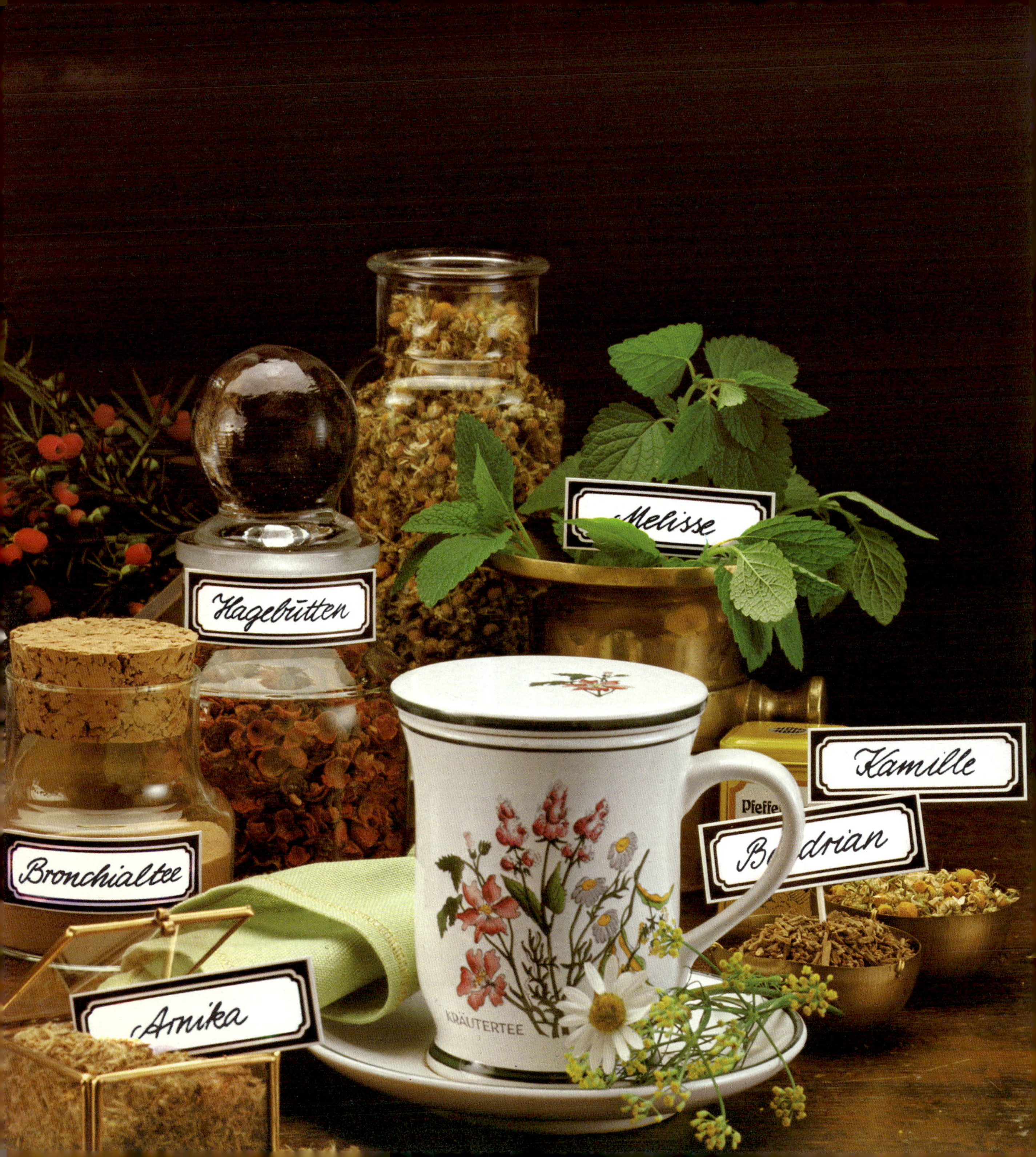
Melisse
Hagebutten
Kamille
Bronchialtee
Arnika
KRÄUTERTEE

Frauenmantel bessert verschiedene Unterleibsbeschwerden der Frau. Zu diesem Zweck stellt man mit 3 Teelöffeln Droge auf 1/4 l kochendes Wasser den Aufguß her und nimmt diese Tagesdosis über den Tag verteilt ein.

Das krampflösende **Gänsefingerkraut** lindert vor allem die Schmerzen während der Menstruation. Aufguß wird mit 2 Teelöffeln Droge auf 1 Tasse kochendes Wasser zubereitet, Tagesdosis bis zu 3 Tassen.

Kamillen, das »Kraut der Mütter«, bewähren sich wegen ihrer krampflösenden Wirkung sehr gut zur Linderung vieler Menstruations- und Unterleibsbeschwerden der Frau. Die Blüten bereitet man als Aufguß mit 2 Teelöffeln auf 1 Tasse kochendes Wasser zu, Tagesdosis 3 Tassen.

Das vor allem als Gewürz bekannte **Liebstöckelkraut** eignet sich als Badezusatz gegen Menstruationsstörungen. Das Sitzbad wird wie beim Dost beschrieben durchgeführt. Dazu bereitet man mit 100 g Droge auf 5 l kaltes Wasser die Abkochung zu, läßt kurz aufkochen und mischt den Tee dann unter das warme Badewasser.

Melisse empfiehlt sich besonders gegen Menstruationsstörungen mit Krämpfen und Unterleibsbeschwerden aus seelisch-nervöser Ursache. Den Tee stellt man mit 1 Teelöffel Melisse pro Tasse gerade nicht mehr kochendes Wasser oder als Kaltauszug mit 2 Eßlöffeln Droge auf 1/4 l kaltes Wasser her, der 8 Stunden ziehen muß. Davon trinkt man täglich 3 Tassen.

Teemischungen bei Menstruationsstörungen

Kräutermischungen bewähren sich oft besser als der einzelne Tee. Folgende Rezepte eignen sich gut:

- je 2 Teile Dill, Melisse und Kamille, je 1 Teil Eisenkraut und Gänsefingerkraut. Mit 1 Teelöffel der Mischung pro Tasse bereitet man den Aufguß und nimmt täglich 3 Tassen.
- 3 Teile Melisse, je 2 Teile Gänsefingerkraut und Frauenmantel, je 1 Teil Kamille und Wermut. Der Aufguß wird mit 1 Teelöffel der Mischung pro Tasse kochendes Wasser zubereitet, Tagesdosis 3 Tassen. Die Mixtur bewährt sich vor allem bei seelisch-nervösen Störungen.
- je 2 Teile Eisenkraut, Frauenmantel und Gänsefingerkraut, je 1 Teil Dill, Kamille und Raute. Aus 1 Teelöffel der Mischung pro Tasse kochendes Wasser stellt man den Aufguß her und trinkt 3 Tassen am Tag. Er eignet sich besonders, wenn Kopfschmerzen und Verkrampfungen im Vordergrund der Beschwerden stehen.

Heilpflanzen und Teemischungen dieser Art können auch bei **Beschwerden während der Wechseljahre** angezeigt sein. Sie machen sich durch Angst, Depressionen, Blutwallungen zum Kopf, Bluthochdruck, Schwindel, Funktionsstörungen innerer Organe und Neigung zu Übergewicht oder Abmagerung bemerkbar. Häufig liegen auch seelische Ursachen zugrunde. Der Facharzt muß aber immer aufgesucht werden, um organische Veränderungen feststellen und gezielt behandeln zu können. Richtige innere Einstellung zu

diesem neuen Lebensabschnitt erleichtert die Wechseljahre und läßt vorübergehende leichtere Beschwerden rascher abklingen. Bei ernsten seelischen Störungen kann Psychotherapie notwendig werden.
Genügen die gegen Menstruationsstörungen genannten Kräuter nicht, dann empfehlen sich Teemischungen, die zusätzlich Basilikum, Borretsch, Johanniskraut, Rosmarin oder Salbei enthalten. Sie werden mit dem Therapeuten besprochen und kurmäßig längere Zeit allein oder zur unterstützenden Behandlung eingenommen. Gut bewährt haben sich zum Beispiel die folgenden Rezepte:

- je 3 Teile Basilikum, Frauenmantel und Johanniskraut, je 2 Teile Baldrian, Kamille und Melisse, je 1 Teil Eisenkraut, Rosmarin und Salbei. Mit 1 Teelöffel der Mischung auf 1 Tasse kochendes Wasser stellt man den Aufguß her, Tagesdosis 3 Tassen.
- je 4 Teile Borretsch und Johanniskraut, 3 Teile Frauenmantel, je 2 Teile Kamille und Melisse, je 1 Teil Basilikum, Hopfen, Mistel und Rosmarin. Man gibt auf 1 Tasse siedendes Wasser 1 Teelöffel dieser Mischung und trinkt täglich 3 Tassen davon.
- zu gleichen Teilen Baldrian, Borretsch, Frauenmantel, Johanniskraut, Kamille und Melisse. Mit 1 Teelöffel der Mischung auf 1 Tasse siedendes Wasser stellt man den Aufguß her und nimmt täglich 3 Tassen Tee ein.

- 4 Teile Johanniskraut, je 3 Teile Eisenkraut und Melisse, je 2 Teile Salbei, Schafgarbe und Weißdorn, je 1 Teil Borretsch, Frauenmantel und Rosmarin. Die Zubereitung erfolgt mit 1 Teelöffel der Mischung auf 1 Tasse siedendes Wasser, Tagesdosis 3 Tassen.

Bei Bedarf müssen Herz-Kreislauf-Beschwerden und andere Störungen innerer Organe gezielter durch andere Kräuter behandelt werden. Im Einzelfall kommen auch homöopathische Heilmittel nach Verordnung in Frage.

Kräftigende Tees und Kräutermixturen

Erschöpfung und **Schwächezustände** deuten auf zahlreiche, mehr oder minder ernste organische oder seelisch-nervöse Ursachen hin. Hauptsächlich erfordern sie ausreichend Ruhe und Erholung, damit man wieder zu Kräften kommt. Durch fachmännische Untersuchung müssen die Ursachen diagnostiziert und bei Bedarf gezielt behandelt werden. In eigener Verantwortung dürfen solche Zustände nie behandelt werden, das könnte schlimmstenfalls tödlich enden, wenn die Therapie einer ersten Erkrankung verzögert wird. Unterstützende Kräuterbehandlung bespricht man immer mit dem Fachmann.
Gegen nervöse Erschöpfung eignen sich die im Kapitel über Nervosität und seelische Verstimmungen empfohlenen Anwendungen. Abwehrschwäche wird mit den zur Vorbeugung von Krankheiten der Atemwege empfohlenen Kräutern behandelt. Beruht die Schwäche auf ungenügender Ausnutzung der Nahrung, kommen je nach Ursachen verschiedene Heil-

pflanzen für die Verdauungsorgane in Frage, insbesondere jene mit appetitanregender Wirkung.
Allgemein zur Stärkung empfehlen sich *Ginseng* und *Hafer*. Beide verwendet man in fertiger Zubereitung. Ginseng erhält man in Form von Kapseln und Tonikum mit oder ohne andere Zusätze in Reformhäusern und Apotheken. Neben hochwertigen Spezialitäten werden leider auch minderwertige Produkte angeboten. Davor schützt man sich, indem man sich vom Apotheker beraten läßt oder den Therapeuten befragt. Gute Qualität wird auch oft mit dem Siegel des koreanischen Staates gekennzeichnet. Nur unter diesen Voraussetzungen kann Ginseng gegen Erschöpfungs- und Schwächezustände gleich welcher Ursachen mit guten Erfolgsaussichten angewendet werden. Ob er allein zur Therapie ausreicht, entscheidet der Fachmann je nach Diagnose. Die Behandlung erfolgt kurmäßig mit 0,5–1 g Ginseng pro Tag über mindestens 4 Wochen.
Hafer verwendet man als fertige Tinktur aus dem Fachgeschäft tropfenweise nach Gebrauchsanweisung. Empfohlen wird die 3-Monats-Kur. Zusätzlich gibt man regelmäßig jeden Morgen als Frühstück oder Zwischenmahlzeit Bircher-Müsli (siehe Seite 15) oder eine andere Haferzubereitung. Rezepte dafür hält jedes Reformhaus vorrätig.
Der Hafer beseitigt die nervöse Schwäche und andere Erschöpfungszustände zuverlässig. Wenn nötig, muß die Wirkung aber durch gezielte andere Therapiemaßnahmen unterstützt werden.

Die blutreinigende Frühjahrskur

Die traditionell im Frühjahr durchgeführte Blutreinigungskur soll während der Wintermonate angesammelte Schlacken und Giftstoffe aus dem Körper ausscheiden, durch unzweckmäßige Ernährung entstandenes Übergewicht normalisieren und dem Körper reichlich Vitalstoffe (Vitamine, Mineralsalze, Spurenelemente) zuführen.
Am besten beginnt man mit der Kur im Februar oder März, noch ehe sich die Frühjahrsmüdigkeit als Zeichen des Vitalstoffmangels und der Schlackenanhäufung einstellt. Im Herbst kann man die gleiche Kur nochmals durchführen, um den Körper auf den Winter vorzubereiten und seine Abwehrfunktionen anzuregen.
Blutreinigungskuren beschränken sich nicht auf Heilkräuter. Auch die Ernährung sollte umgestellt, das durch die kühle Witterung noch stärker angewachsene Bewegungsdefizit ausgeglichen und die im Winter besonders strapazierte Haut gepflegt werden. Auf Diät, Bewegung und Hautpflege soll hier nur kurz eingegangen werden.
Die Kost während der Blutreinigungskur verzichtet weitgehend auf Fleisch, Fett und Zucker, damit nur wenig neue Schlacken anfallen. Außerdem muß sie kalorienknapp sein. Zwischendurch empfehlen sich Kartoffel-, Saft-, Obst- und Gemüsefasttage, am besten am Wochenende durchzuführen. Zu jeder Mahlzeit verzehrt man reichlich frische Salate, die mit Quark oder Joghurt zubereitet werden. Weitere Diätvorschläge erhält man im Reformhaus.
Die Bewegungstherapie besteht in 10 Minuten Frühgymnastik unter offenem Fenster und täglich 1 Stunde Sport (z. B. Wandern, Dauerlauf, Radfahren oder Schwimmen) im Freien, bei jedem Wetter, je nach Leistungsfähigkeit (Arzt befragen).
Zur Hautpflege empfehlen sich die weiter vorne schon genannten biologischen Pflegemittel.
Kräuter zur Frühjahrskur wirken harntreibend, damit genügend Schlacken ausgeschwemmt werden.

Man nimmt sie 4–6 Wochen lang ein. Die wichtigsten sind Birke, Brennessel, Hagebutte, Löwenzahn, Sellerie und Wacholder. Die Tagesdosis beträgt jeweils 3–5 Tassen. Es empfiehlt sich, im Verlauf der Kur verschiedene Kräuter oder Teemischungen einzunehmen, um die Wirkung zu verbessern. Auch stabilisierte Säfte der einzelnen Kräuter aus dem Reformhaus sind gut geeignet.

Birkenblätter wirken nur frisch zufriedenstellend, getrocknet kaum noch. Deshalb empfiehlt sich oft der Saft. Wer Tee bevorzugt, bereitet ihn mit 1 Eßlöffel Blättern pro Tasse kochendes Wasser zu, läßt 2 Stunden ziehen und trinkt morgens nüchtern und nachmittags je 1 Tasse kalt.

Die **Brennessel** wirkt entschlackend und führt gleichzeitig reichlich Vitalstoffe zu. Frische Blätter werden zusammen mit Löwenzahn gerne als Salat verabreicht. Tee bereitet man mit 3 Teelöffeln Brennessel pro Tasse kochendes Wasser zu, Tagesdosis 3 Tassen.

Hagebutten schwemmen mit dem Urin Ablagerungen aus und versorgen den Organismus mit viel Vitamin C gegen Frühjahrsmüdigkeit. Man stellt den Tee mit 1–2 Teelöffeln Droge pro Tasse kochendes Wasser her, läßt noch 5 Minuten kochen und 1 Stunde ziehen, dann trinkt man täglich 3–5 Tassen.

Auch **Löwenzahn** wirkt harntreibend und enthält hochdosiert wichtige Vitalstoffe. Er wird mit 1 Teelöffel Kraut auf 1 Tasse kochendes Wasser zubereitet, Tagesdosis 2–3 Tassen.

Sellerie zeichnet sich durch reichlich Vitamin A, B und C, Mineralsalze und Spurenelemente aus und regt die Harnausscheidung stark an. Er wird in Form von fertigem Saft aus dem Reformhaus nach Gebrauchsanweisung und zusätzlich als Salat verabreicht.

Menschen mit Nierenleiden müssen auf den **Wacholder** in jeder Form verzichten, wenn der Arzt nichts anderes verordnet hat. Gesunde können die entschlackenden, stoffwechselanregenden und abwehrsteigernden Beeren 4–6 Wochen lang bis zu 2mal jährlich kurmäßig einnehmen. Tee wird aus Beeren und zerkleinertem Holz mit 1 Teelöffel Droge pro Tasse kaltes Wasser zubereitet, muß kurz aufkochen und wird dann mit einer Tagesdosis von 3–4 Tassen eingenommen. Statt dessen empfehlen sich auch fertige Zubereitungen (Kapseln) aus dem Fachgeschäft oder 7–10 zerkaute Beeren pro Tag. Die Wacholderkur nach Pfarrer Kneipp mit ein- und ausschleichender Dosierung wurde schon beim Rheuma beschrieben (siehe Seite 74).

Bequem anzuwenden und sehr gut wirksam ist folgende Frühjahrskur: je 3 Tage lang morgens 2, mittags und abends je 1 Eßlöffel Brennessel-, Löwenzahn- und Selleriesaft in der 6fachen Menge Wasser 1/2 Stunde vor den Mahlzeiten einnehmen.

In Reformhäusern und Apotheken erhält man auch fertige Kräuterzubereitungen, die zum Teil noch abführende Wirkstoffe enthalten. Sie können empfohlen werden.

Wenn die Frühjahrskur nicht innerhalb von 1–2 Wochen das Allgemeinbefinden deutlich bessert, sollte bald der Fachmann zur gründlichen Untersuchung aufgesucht werden. Manche Krankheiten treten nämlich bevorzugt im Frühjahr erstmals mit zunächst unspezifischen Warnzeichen wie bei der Frühjahrsmüdigkeit auf. Das gilt vor allem für Bluthochdruck, Magengeschwüre und Zuckerkrankheit. Sie erfordern natürlich eine gezielte Therapie, Frühjahrskuren genügen nicht.

FERTIGE TEEMISCHUNGEN

Die folgende Tabelle enthält eine Auswahl bewährter fertiger Teemischungen für den Hausgebrauch, die rezeptfrei in Apotheken und zum Teil auch in Reformhäusern erhältlich sind. Wegen der Vielzahl der im Handel befindlichen Teespezialitäten war es nicht möglich, alle aufzuführen. Wenn ein Tee hier nicht genannt wird, spricht das nicht gegen seine Wirksamkeit.

Handelsname (in alphabetischer Folge)	**Anwendungsgebiete**	**Zubereitung und Dosierung**	**Hersteller**
Adipona-Complex-Tee Nr. 8	Fettsucht, Stoffwechselträgheit, allgemeine Gewebeschwäche, Anregung der Leberfunktionen und Harnausscheidung.	1 gehäuften Teelöffel je Tasse kurz aufkochen lassen, 3 Tassen täglich.	Nestmann + Co, Zapfendorf/Bamberg.
Akutur-Blasen-Nieren-Tee (auch als Akutur-Tropfen erhältlich)	Unterstützende Behandlung bei Blasen-Nieren-Entzündungen, Reizblase, andere Infektionen der Harnwege.	1 Teelöffel pro Tasse mit kochendem Wasser überbrühen, 1–4 Tassen täglich.	Pekana-Naturheilmittel GmbH, Kißleg.
apo-Hepat-Leber-Gallen-Tee (auch als apo-Hepat-Tropfen erhältlich)	Funktionelle und entzündliche Erkrankungen der Verdauungsorgane.	1 Teelöffel pro Tasse mit kochendem Wasser überbrühen, 1–4 Tassen täglich.	Pekana-Naturheilmittel GmbH, Kißleg.
apo-Oedem Wassertreibender Tee (auch als apo-Oedem-Tropfen erhältlich)	Wassersucht verschiedener Ursachen (Nieren, Leber, Herz, allgemein).	1 Teelöffel pro Tasse mit kochendem Wasser überbrühen, 1–4 Tassen täglich.	Pekana-Naturheilmittel GmbH, Kißleg.
apo-Rheum-Rheuma-Tee (auch als apo-Rheum-Tropfen erhältlich)	Erkrankungen des rheumatischen Formenkreises.	1 Teelöffel pro Tasse mit kochendem Wasser überbrühen, 1–4 Tassen täglich.	Pekana-Naturheilmittel GmbH, Kißleg.

Handelsname (in alphabetischer Folge)	Anwendungsgebiete	Zubereitung und Dosierung	Hersteller
apo-Stom-Magen-Darm-Tee (auch als apo-Stom-Tropfen erhältlich)	Akute und chronische Erkrankungen des Magen-Darm-Trakts, Entzündungen, Geschwüre, Durchfall.	1 Teelöffel pro Tasse mit kochendem Wasser überbrühen, 1–4 Tassen täglich.	Pekana-Naturheilmittel GmbH, Kißleg.
apo-Tuss-Bronchial-Tee (auch als apo-Tuss-Kandishustensaft/-Tropfen erhältlich)	Husten, Verschleimung der Atemwege, Bronchitis.	1 Eßlöffel pro Tasse mit kaltem Wasser 20 Minuten ansetzen, aufkochen, mit Kandis oder Honig süßen, täglich 3–4 Tassen.	Pekana-Naturheilmittel GmbH, Kißleg.
Arterio-K-Herz-Kreislauf-Tee	Durchblutungs- und Ernährungsstörungen des Herzmuskels, nervöse Herz-Kreislauf-Störungen, Altersherz.	1 Teelöffel auf 1 Tasse heißes Wasser, 2–3 Tassen täglich.	Divapharm-Knufinke, Berlin.
Arterio-Tee	Arterienverkalkung, Bluthochdruck.	1 Eßlöffel mit 2–3 Tassen kochendem Wasser anbrühen, 10 Minuten ziehen lassen, täglich 2–3 Tassen.	Dr. Schock & Co. Nachf., Bad Wörishofen.
Blasen-Nieren-Tee H&S im Filterbeutel	Harntreibender Kräutertee zur Entwässerung.	1 Filterbeutel mit 1/4 l kochendem Wasser überbrühen, 5 Minuten ziehen lassen, 2–3 Tassen täglich.	H&S Tee-Gesellschaft mbH, Kreßbronn.
Blasen-Nieren-Tee »Hevert«	Infektionen, Entzündungen und Verkrampfungen der Harnorgane (Blase, Nieren, Harnleiter, Harnröhre).	2 Teelöffel pro Tasse mit heißem Wasser überbrühen, 10 Minuten ziehen lassen, täglich 3 Tassen warm trinken.	Hevert-Arzneimittel, Sobernheim.
Brioni-Tee im Aufgußbeutel	Stuhlverstopfung, Stoffwechselstörungen.	1 Aufgußbeutel pro Tasse warm oder kalt zubereiten, 1 Tasse morgens nüchtern oder abends.	Dr. Schock & Co. Nachf., Bad Wörishofen.

Handelsname (in alphabetischer Folge)	Anwendungsgebiete	Zubereitung und Dosierung	Hersteller
Broncholind-Husten-Brust-Tee	Stärkung der Widerstandskraft bei drohender Erkältung.	1 Teelöffel pro Tasse heißes Wasser aufbrühen, täglich 3–5 Tassen.	Divapharm-Knufinke, Berlin.
Cordial-Tee	Herzschwäche, nervöse Herzbeschwerden.	1 Eßlöffel auf 2–3 Tassen kochendes Wasser anbrühen, 10 Minuten ziehen lassen, täglich 2–3 Tassen.	Dr. Schock & Co. Nachf., Bad Wörishofen.
Corona-Rheuma-Tee	Rheuma, Gicht, Ischias, Stoffwechselerkrankungen.	1 Eßlöffel auf 2–3 Tassen kochendes Wasser anbrühen, 10 Minuten ziehen lassen, täglich 2–3 Tassen.	Dr. Schock & Co. Nachf., Bad Wörishofen.
Defaeton Abführ- und Blutreinigungstee (auch als Defaeton-Saft erhältlich).	Zur unterstützenden Behandlung gestörter Darmfunktionen und zur Entschlackung im Rahmen der Frühjahrskur.	1 Teelöffel pro Tasse mit kochendem Wasser überbrühen, 1–4 Tassen täglich.	Pekana-Naturheilmittel GmbH, Kißleg.
Dibena I–III Complex-Tees 11, 12, 13	Unterstützende Behandlung bei Zuckerkrankheit, Hebung des Allgemeinbefindens.	1 Teelöffel pro Tasse kurz aufkochen lassen; morgens 1 Tasse Dibena I, mittags 1 Tasse Dibena II, abends 1 Tasse Dibena III, jeweils vor dem Essen.	Nestmann + Co., Zapfendorf/Bamberg.
Entwässerungs-Tee »Hevert«	Wasseransammlungen vor allem bei Herzschwäche, gegen Harnsäureablagerungen (Gicht) und Fettsucht.	2–4 Teelöffel mit 1–2 Tassen kochendem Wasser überbrühen, 15 Minuten ziehen lassen, täglich 3mal 1–2 Tassen warm.	Hevert-Arzneimittel, Sobernheim.

Handelsname (in alphabetischer Folge)	Anwendungsgebiete	Zubereitung und Dosierung	Hersteller
Enurena-Complex-Tee Nr. 10	Nervöse Reizblase, Harnentleerungsstörungen mit Schmerzen, Bettnässen.	1 Teelöffel pro Tasse kurz aufkochen lassen, 3 Tassen täglich vor dem Essen, bei Bettnässen nach 17 Uhr keine Flüssigkeiten mehr.	Nestmann + Co., Zapfendorf/ Bamberg.
Estoma-Tee	Zur Stärkung des Magens, Appetitlosigkeit, Verdauungsstörungen, Magenübersäuerung.	1 Eßlöffel auf 2–3 Tassen kochendes Wasser anbrühen, 10 Minuten ziehen lassen, täglich 3mal 2 Tassen.	Dr. Schock & Co., Nachf., Bad Wörishofen.
Famitra-Kräuterkuren: 2 Komplex Lunge	Husten, Bronchitis, Bronchialasthma, unterstützend bei anderen Lungenkrankheiten.	2–4 Teelöffel mit 1/2 l kochendem Wasser aufbrühen, 15 Minuten ziehen lassen, täglich 2–5 Tassen warm trinken.	Famitra-Präparate Berthold & Mayer, Berlin.
2-7-18 Komplex Atmungswege-Herz	Husten, Bronchitis, Bronchialasthma, Herzasthma, zur unterstützenden Herztherapie bei den genannten Krankheiten.	wie Komplex 2.	dto.
5-25 Komplex Harnorgane	Entzündungen der Nieren und Blase, Harnwege, Nierensteine, Koliken und Krämpfe der Harnorgane, Eiweißharnen, unterstützend bei Gicht und Vorsteherdrüsenentzündung.	wie Komplex 2.	dto.
7 Komplex Bronchien	Bronchitis, Husten, Luftröhren-, Kehlkopfentzündung, unterstützend bei Entzündungen der Harnorgane.	wie Komplex 2.	dto.

Handelsname (in alphabetischer Folge)	**Anwendungsgebiete**	**Zubereitung und Dosierung**	**Hersteller**
8 Komplex Darm	Durchfall, Darmkoliken, Darmkatarrhe, chronische Verdauungsstörungen.	wie Komplex 2.	dto.
12 Komplex Leber-Gallenblase	Entzündung der Gallenblase, Gallensteine, -koliken, Leberschwellung und -stauung, Gelbsucht, unterstützend bei Leberentzündung und -schrumpfung.	wie Komplex 2.	dto.
14 bei Erkältung	Erkältung, Schnupfen, Verschleimung der Atemwege, Angina.	wie Komplex 2.	dto.
16 Komplex Blutgefäße	Hämorrhoiden, Krampfadern, Arterienverkalkung.	wie Komplex 2.	dto.
18 Komplex Herz-Kreislauf	Altersherz, leichte Herzschwäche, Herzkrämpfe, Herzneurosen, leichte Schlafstörungen als Folge von Herzleiden, Stabilisierung des Blutdrucks, unterstützend bei Durchblutungsstörungen.	wie Komplex 2.	dto.
23 Komplex Magen	Verdauungsstörungen, Magensäurestörungen, akute und chronische Magenschleimhautentzündung, Magengeschwüre, Magenschmerzen, Appetitmangel.	wie Komplex 2.	dto.
25 R Komplex Urogenital	Menstruationsstörungen, Beschwerden der Wechseljahre, zur Stärkung der weiblichen Unterleibsorgane, unterstützend bei Erkrankungen der Vorsteherdrüse.	wie Komplex 2.	dto.

Handelsname (in alphabetischer Folge)	Anwendungsgebiete	Zubereitung und Dosierung	Hersteller
26/0 Komplex Rheuma–Gicht	Gelenkrheuma, -abnutzung, Gicht mit normaler oder übermäßiger Funktion der Schilddrüsen.	wie Komplex 2.	dto.
28 Darmträgheit	Stuhlverstopfung.	wie Komplex 2, nicht zur dauernden Stuhlregulierung.	dto.
31 Diabetes	Unterstützende Behandlung der Zuckerkrankheit.	wie Komplex 2.	dto.
32 Blutreinigung (wirkt nicht abführend!)	Entwässerung, Blutreinigung.	wie Komplex 2.	dto.
33 Komplex Nerven	Nervenschmerzen, Nervenschwäche, Nervosität.	wie Komplex 2.	dto.
Galama-Teemischungen: Nr. 1 Blutkreislauf	Arterienverkalkung, Durchblutungsstörungen, Schwindel, vorzeitiges Altern, Beschwerden während d. Wechseljahre.	1 Teelöffel mit 1 Tasse Wasser überbrühen, 10 Min. ziehen lassen, je 1 Tasse morgens und abends.	Hayo Folkerts GmbH & Co. KG, Grünwald/Isar
Nr. 2 Blutreinigung	Entschlackung, Entwässerung, Stoffwechselanregung, vor allem zur Frühjahrs- und Herbstkur.	1 Eßlöffel mit $^1/_2$ l Wasser überbrühen, 5 Minuten ziehen lassen, morgens und abends $^1/_2$ l.	dto.
Nr. 3 Leber–Galle	Regt Gallenbildung und Gallenfluß an, beugt Gallensteinen vor, normalisiert Leber-Gallenblasen-Funktionen und Verdauungsstörungen.	1 Teelöffel mit $^1/_4$ l Wasser überbrühen, 10 Minuten ziehen lassen, je 1 Tasse morgens und abends.	dto.

Handelsname (in alphabetischer Folge)	Anwendungsgebiete	Zubereitung und Dosierung	Hersteller
Nr. 4 Nieren und Blase	Entzündungen, Schmerzen und Verkrampfungen der Harnorgane, Vorbeugung von Nierensteinen und -grieß, verhindert Ablagerungen von Harnsäure.	wie Tee Nr. 2.	dto.
Nr. 5 Magen–Darm	Appetitlosigkeit, Aufstoßen, Blähungen, Völlegefühl, andere Verdauungsstörungen, verdorbener Magen.	1 Eßlöffel auf 1/4 l kochendes Wasser, 5 Minuten ziehen lassen, täglich 3–4 Tassen.	dto.
Nr. 6 Rheuma	Vorbeugung und unterstützende Behandlung von Rheuma und Gicht.	wie Tee Nr. 2.	dto.
Nr. 7 Bronchien–Husten	Vorbeugung und Behandlung von Bronchialkatarrhen, Husten, Heiserkeit, Verschleimung.	1 Teelöffel auf 1 Tasse Wasser überbrühen, 5 Minuten ziehen lassen, täglich 3–5 Tassen mit Honig oder Kandis so warm wie möglich.	dto.
Galle-Lebertee H&S im Filterbeutel	Erkrankungen der Leber und Gallenblase, Blähungen, Verdauungsschwäche.	1 Beutel in 1 Glas kochendem Wasser überbrühen, 5 Minuten ziehen lassen, nach jeder Mahlzeit 1 Tasse.	H&S Tee-Gesellschaft mbH, Kreßbronn.
Gallosan-Tee	Fehlfunktionen und Erkrankungen der Leber und Gallenblase.	1 Eßlöffel mit 2–3 Tassen kochendem Wasser überbrühen, 10 Minuten ziehen lassen, 1–2 Tassen nach jedem Essen.	Dr. Schock & Co. Nachf., Bad Wörishofen.
Glucorect-Tee	Unterstützende Behandlung der Zuckerkrankheit.	1 Teelöffel pro Tasse kochendes Wasser überbrühen, 5 Minuten ziehen lassen, 1–4 Tassen täglich.	Pekana-Naturheilmittel GmbH, Kißleg.

Handelsname (in alphabetischer Folge)	Anwendungsgebiete	Zubereitung und Dosierung	Hersteller
Heliosan-Tee	Nervosität, Schlafstörungen, depressive Verstimmungen.	1 Eßlöffel mit 2–3 Tassen kochendem Wasser überbrühen, 10 Minuten ziehen lassen, 3–4 Tassen täglich, bei Bedarf abends 2 Tassen.	Dr. Schock & Co. Nachf., Bad Wörishofen.
Hepa-K-Leber-Gallen-Tee	Gallenblasen- und Lebererkrankungen, Gallenkolik, Brechreiz, Übelkeit, mild abführend, unterstützt Magen- und Darmfunktionen.	1 Teelöffel pro Tasse mit heißem Wasser überbrühen, 2 bis 3mal 1 Tasse.	Divapharm-Knufinke, Berlin.
Herz-Kreislauf-Tee H & S im Filterbeutel	Herzbeschwerden verschiedener Ursachen.	1 Beutel mit 1 Glas kochendem Wasser überbrühen, 5 Minuten ziehen lassen, täglich 3 Tassen.	H & S Tee-Gesellschaft mbH, Kreßbronn.
Huluna-Complex-Tee Nr. 1	Husten, Heiserkeit, Bronchialkatarrh, Bronchitis, Erkältungskrankheiten.	1 Teelöffel pro Tasse kurz aufkochen lassen, täglich 3 Tassen vor den Hauptmahlzeiten.	Nestmann + Co., Zapfendorf/Bamberg.
Hustentee H & S im Filterbeutel	Husten, Bronchialkatarrh.	1 Beutel mit 1 Tasse kochendem Wasser überbrühen, 5 Minuten ziehen lassen, 3–5 Tassen täglich.	H & S Tee-Gesellschaft mbH, Kreßbronn.
Legana-Complex-Tee Nr. 4	Leichte bis mittlere Leberschäden, Pfortaderstauung, Gallenblasenentzündung, Erkrankungen der Gallenwege, Gallensteine, -koliken.	1 Teelöffel pro Tasse mit kochendem Wasser überbrühen, 10 Minuten ziehen lassen, 3mal 1 Tasse vor dem Essen.	Nestmann + Co., Zapfendorf/Bamberg.

Handelsname (in alphabetischer Folge)	Anwendungsgebiete	Zubereitung und Dosierung	Hersteller
Leupin-Tee	Mild abführend, entschlackend, blutreinigend, verdauungsfördernd. (Nicht zur dauernden Stuhlregulierung verwenden.)	½ Eßlöffel auf ½ l kaltes Wasser, 3–4 Stunden ziehen lassen, morgens oder abends Dosis individuell je nach Wirkung.	Wedropharm GmbH, Buchholz.
Magen-Darm-Complex-Tee Nr. 2	Magen- und Zwölffingerdarmentzündungen/-geschwüre, Magen-Darm-Katarrhe, Blähungen, Darmträgheit, Gärungs- und Fäulnisprozesse im Darm.	1 Teelöffel pro Tasse mit kochendem Wasser überbrühen, 10 Minuten ziehen lassen, 3mal 1 Tasse vor den Mahlzeiten.	Nestmann + Co., Zapfendorf/Bamberg.
Magen-Darm-Tee H&S im Filterbeutel	Magen- und Darmstörungen verschiedener Ursache.	1 Beutel mit 1 Glas kochendem Wasser überbrühen, 5 Minuten ziehen lassen. täglich 3 Tassen.	H&S Tee-Gesellschaft mbH, Kreßbronn.
Magen-Darm-Tee »Resana«	Verkrampfungen der Verdauungsorgane, Blähungen.	2 Teelöffel mit ¼ l kochendem Wasser überbrühen, 10 Minuten ziehen lassen, 2–3 Tassen täglich trinken.	Resana GmbH, Essen.
Nervenruh-Beruhigungstee	Nervosität und nervös verursachte Organstörungen (Magen, Herz u. a.), Schlafstörungen, Unruhe, Lampenfieber, Erwartungsängste.	1 Teelöffel mit 1 Tasse heißem Wasser überbrühen, 2 bis 3mal täglich 1 Tasse, bei Bedarf abends 1 Stunde vor dem Schlafengehen 1 Tasse.	Divapharm-Knufinke, Berlin.
Nerven-Schlaftee H&S im Filterbeutel	Zur Beruhigung und bei Schlafstörungen.	1 Beutel mit 1 Glas kochendem Wasser überbrühen, 5 Minuten ziehen lassen, bis zu 3 Tassen täglich, bei Bedarf abends zusätzlich 1 vor dem Schlafengehen.	H&S Tee-Gesellschaft mbH, Kreßbronn.

Handelsname (in alphabetischer Folge)	Anwendungsgebiete	Zubereitung und Dosierung	Hersteller
Rheugina-Complex-Tee Nr. 9	Gicht, Gelenk-, Muskelrheuma, Harnsäureeinlagerungen und darauf beruhende Nervenschmerzen.	2 Teelöffel mit 1 Tasse kochendem Wasser überbrühen, 10 Minuten ziehen lassen, 3mal täglich 1 Tasse heiß trinken.	Nestmann + Co., Zapfendorf/Bamberg.
Solubifix Bronchialtee sofortlöslich	Katarrhe der Atemwege, Bronchitis, Husten, Heiserkeit, Erkältung, Raucherhusten.	1 Teelöffel mit 1 Tasse kochendem Wasser überbrühen, täglich 3–5 Tassen möglichst heiß mit Honig gesüßt einnehmen.	Ludwig Heumann & Co. GmbH, Nürnberg.
Solubilax sofortlöslich	Darmträgheit, Hämorrhoiden, Afterschrunden, vor Darmuntersuchungen – nicht bei Verdacht auf Darmverschluß; Vorsicht in der Schwangerschaft.	1 Teelöffel pro Tasse übergießen, abends 1 Tasse oder weniger, je nach Bedarf.	dto.
Solubitrat Blasen-Nieren-Tee sofortlöslich	Entzündliche und krampfartige Beschwerden der Harnwege, wie Blasen-, Harnröhren-, Nierenbeckenentzündung, Nierensteine.	1 Teelöffel pro Tasse übergießen, 3mal täglich bis stündlich je 1 Tasse trinken.	dto.
Uro-K-Blasen-Nieren-Tee	Infektionen, Entzündungen und Verkrampfungen der Harnorgane sowie bei Nieren-, Harnsteinen; zur Infektvorbeugung bei urologischen Untersuchungen.	1 Teelöffel pro Tasse mit heißem Wasser übergießen, täglich 3–4 Tassen trinken.	Divapharm-Knufinke, Berlin.
Urologicum-Fink Nieren-Blasen-Tee	Zur Vorbeugung und Behandlung von Nierensteinen und Erkrankungen der Nieren, Blase und Harnwege, auch zur Langzeittherapie gut geeignet.	2 Teelöffel mit 1 Tasse heißem Wasser überbrühen, 10 Minuten ziehen lassen, täglich 3–5 Tassen warm trinken.	J. G. Fink GmbH & Co., Herrenberg.

SACHVERZEICHNIS